KB054308

통증즉효
기적의 과실

통증즉효
기적의 과실

초판1쇄 인쇄 2018년 1월 10일
초판1쇄 발행 2018년 1월 17일

지은이 | 쿠고우 하루히코
옮긴이 | 시마다 가쯔마사
감　수 | 후루세 마사카츠(오비츠산케이 병원 동양의학진료과 실장)
펴낸이 | 임종관
펴낸곳 | 미래북
등록 | 제 302-2003-000026호
주소 | 서울특별시 용산구 효창원로 64길 43-6 (효창동 4층)
마케팅 | 경기도 고양시 덕양구 화정로 65 한화 오벨리스크 1901호
전화 02)738-1227(대) | 팩스 02)738-1228
이메일 miraebook@hotmail.com

ⓒ 2007, 쿠고쿠 하루히코

ISBN 979-11-88794-00-3　03510

통증즉효
기적의 과실

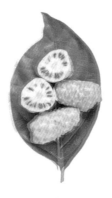

쿠고우 하루히코(의학박사) 지음
시마다 가쯔마사 옮김

MIRAE
BOOK

차례

M o r i n d a   C i t r i f o l i a

신비의 과실, 모린다 시트리폴리아

2000년간
애용되어 온 비약

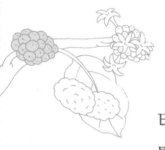

타히티 산 과실 모린다 시트리폴리아가 심한 통증을 제거한다는 뛰어난 약효 때문에 세계 각지에서 주목받고 있다. 이미 수많은 과학적 연구데이터가 보고되고 있으며, 또 의료 관계자를 포함한 많은 이용자들로부터 굉장한 환영을 받고 있다.

이제부터 본서에서 소개할 이 과실은 실로 폭넓은 약효가 있는 것으로 알려져 있다. 특히 암이나 관절통, 두통, 요통 등 환자를 괴롭히는 거의 모든 병의 '통증'을 진정시켜 주는 진통효과와 몸이 병을 거부하는 힘, 즉 면역력을 높여 주는 효과를 들 수 있다.

이미 모린다 시트리폴리아를 이용한 많은 체험

자들로부터 여러 가지 증상 중에서도 최대의 고통인 통증이 이 과실로 인해 완벽히 사라졌다는 사례가 많이 보고되고 있다. 말기암의 통증이 그날로 바로 사라졌다, 심장병으로 인한 통증이 1분 이내에 사라졌다, 두통이 일체 사라졌다, 요통이 개선되어 무릎통이 나흘만에 사라졌다, 류머티즘의 통증이 진정됐다, 생리통이나 근육통도 깨끗이 해소됐다는 등 어느 효과로 보나 이 과실이 아주 뛰어난 진통효과를 지니고 있다는 것을 나타내고 있다.

　그러면 먼저 이 과실이 탄생한 타히티 섬에 대해 간단하게 소개하기로 하겠다. 남태평양의 낙원 타히티 섬이 처음으로 세

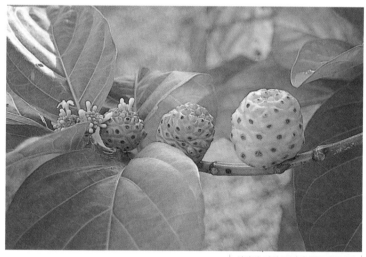

| 신비의 과실 **모린다 시트리폴리아**

상에 알려진 것은 프랑스의 유명한 화가 폴 고갱이 그의 저서 『노아노아』 중에 소개한 것이 계기가 되었다.

타히티 섬에서 살았던 고갱은 섬의 아름다운 자연, 사람들의 소박한 생활에 감동하여 그것을 그림과 문장으로 세계에 소개한 것이다.

> "타히티의 밤은 아름답고…, 남쪽 바다에 뜨는 황금의 태양…, 기쁨이 넘치는 타히티는…, 향기로운 향기(노아노아)를 발하고 사람들을 부드럽게 맞이하고 소박한 매력을 가르쳐 준다…."

이렇게 고갱이 지상 최고의 낙원이라고 노래한 타히티 섬은 프렌치 폴리네시아 최대의 섬이기도 하지만, 지금은 경이적인 치료효과로 학회의 주목을 받고 있는 기적의 자연약 '모린다 시트리폴리아(Morinda Citrifolia)'의 생육지로서 각광을 받기 시작하고 있다.

모린다 시트리폴리아라는 것은 식물학상의 이름이지만 현지에서는 옛날부터 '노니(폴리네시아어)'라고 부르며 애용하였다.

여러 가지 병에 대해 놀랄 만큼 폭넓고 그리고 아주 높은

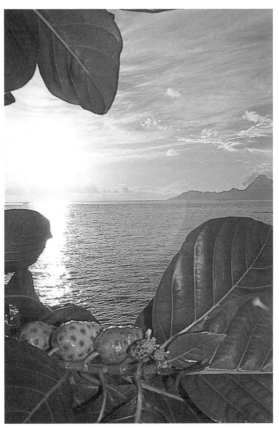

고갱이 지상 최고의 낙원이라고 한 타히티 섬에는
모린다 시트리폴리아가 많이 자라고 있다

치료효과를 나타내는 모린다 시트리폴리아의 약효가 수많은 대학이나 병원에서 확인되고, 권위 있는 의학자들에 의해 소개된 것이다.

모린다 시트리폴리아라는 식물은 꼭두서니과에 분류되지만 타히티 섬을 비롯한 폴리네시아의 섬들뿐만이 아니라, 넓게는 중국이나 인도, 하와이나 오키나와에 이르는 지역에도 자생하고 있으며 그 과실이나 나무껍질 그리고 뿌리는 2000여 년 이전부터 현지의 사람들이 자연약으로서 사용해 왔다고 한다.

예를 들면 폴리네시아의 카흐나(치료하는 사람)는 옛날부터 병의 치료에 모린다 시트리폴리아를 사용해 왔다고 한다.

너무나도 뛰어난 치료효과를 보이는 모린다 시트리폴리아는 현지 사람들에게 애용되었을 뿐만 아니라 고대 폴리네시아의 사람들이 다른 지역으로 이민함에 따라 남태평양의 섬들로부터 멀리 떠난 하와이나 말레이시아 등에도 퍼져 나갔다고 한다.

예를 들면 하와이제도의 고대 촌락 유적 근처에는 모린다 시트리폴리아가 널리 자생하고 있었다는 것이 명백해졌지만, 그에 대해서 전문가들은 대략 1500년 전에 폴리네시아인들이 하와이에 이주했을 때에 같이 가져온 것이 아닌가 추측하고 있다.

호주의 유칼리나무의 씨앗은 불에 의해 터져서 번식한다고 하는데, 모린다 시트리폴리아도 그것과 비슷하여 아주 강한 생명력을 지닌 씨앗이 물에 떠서 섬에서 섬으로 흘러가서 자생하게 된다는 것이다. 그렇게 강한 번식력 때문에 모린다 시트리폴리아가 사람들로부터 하나님이 주신 신비의 약초라는 강렬한 이미지를 남기는 것이 아닌가 생각한다.

　　폴리네시아의 사람들은 옛날부터 모린다 시트리폴리아의 나무껍질이나 잎, 과실이나 뿌리, 꽃과 씨앗을 여러 가지 병의 특효약으로서 소중히 여겨 왔다. 그리고 1800년대 후반부터 모

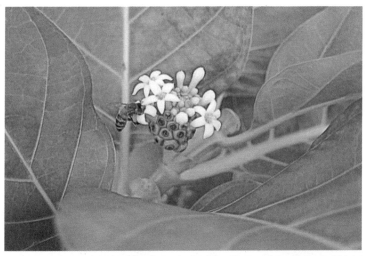

모린다 시트리폴리아는 뿌리, 나무껍질, 씨앗, 꽃, 과실이 모두 약으로 쓰이며 수십 개의 꽃이 피어 하나의 열매가 맺는 불가사의한 과실이다.

린다 시트리폴리아는 약용으로서만이 아니라 의류의 염색원료나 식용으로도 사용되고 있다.

모린다 시트리폴리아의 나무는 불과 8개월만 자라면 열매를 맺는다. 게다가 열매를 딴 후에도 열매가 계속 열리기 때문에 1년 내내 같은 나무에서 계속 열매를 딸 수 있다. 이렇게 사람에게 많은 은혜를 베풀어주는 식물임을 보면 사람들이 신비의 비약으로 아껴 온 것도 신기한 일이 아니다.

폴리네시아의 전설에는 모린다 시트리폴리아로 인해 죽음의 고비를 넘긴 영웅 이야기가 자주 나온다. 이 이야기는 마늘의 기원지라고 하는 고대 중앙아시아 유목민족들의 전설과 비

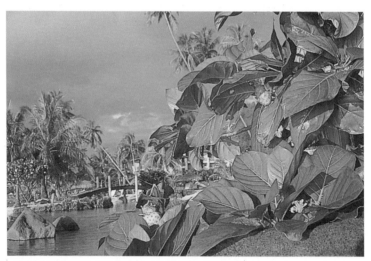

생명력이 강한 **모린다 시트리폴리아**는 악조건에서도 잘 자란다

숫하다. 예를 들면 폴리네시아의 통가 사람들에게 전달되는 신화에서는 신 마우이가 고열로 죽어 가고 있는 영웅의 몸에 모린다 시트리폴리아의 잎을 붙였더니 살아났다고 한다.

그리고 지금은 고대에서 폴리네시아의 사람들이 기적적인 치유력이 있다고 믿었던 모린다 시트리폴리아가 세계 각지에서 현대의학의 각광을 받기 시작한 것이다.

미국에서는 부작용의 위험성이 높은 화학약품 등을 사용하는 현대의학에 의한 치료보다도 그 이외의 방법에 의한 치료, 즉 대체의학에 의한 치료를 원하는 사람이 많다고 한다.

그런 가운데 20세기 말 모린다 시트리폴리아의 연구가 진행되어 그 경이적인 치료효과가 명백해졌으며, 대체의학의 가능성을 넓히는 챔피언으로서 주목받기 시작한 것은 단순한 우연이 아니다.

대체의학의 챔피언

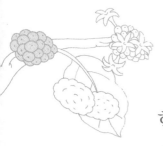

현대의학의 신약 대부분은 얼마 지나지 않아 없어진다고 하며 또 의약품의 부작용에 관한 보고는 해가 지남에 따라 계속 늘어나 의약품에 의한 사망자도 적지 않다.

또한 의료비는 해마다 올라가고, 전문적인 의료 행위일수록 부분적인 치료에 치우치는 경향이 있으며 환자에 대한 의사의 배려도 부족하다는 등 현대의학은 많은 문제를 안고 있다.

앞장에서도 언급했듯이 미국에서는 현대의학을 대신한 대체의학에 의한 치료를 원하는 사람이 많아지고 있는데 그것은 당연한 움직임이라고 할 수가 있다.

1990년에 미국의 국립암연구소(NCI)에서는 암을 치료하는 데 있어 인간의 손으로 만든 항암제보다 부작용이 적은 천연물에 의한 약품을 찾아 내고자 하는 계획이 세워졌다. 이것이 '디저이너푸즈 프로그램'이라고 하는 연구계획이다.

인공적으로 만들어지는 합성약품은 자연계가 만든 지구상의 생물과는 전혀 다른 것이기 때문에 우리들의 몸도 그러한 합성약품을 이물로 인식해버려서 그것 때문에 알레르기, 화학물질증후군 등이 발생하기 쉬운 것이다.

미국의 국립위생연구소(NIH)는 1992년에 대체의료실을 설치하여 천연물에서 암이나 당뇨병, 알레르기, 관절염 등의 치료

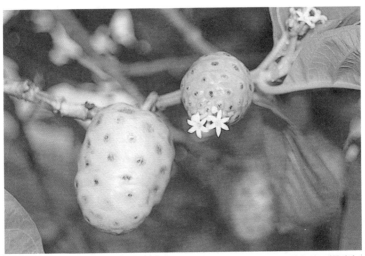

대체의학의 챔피언으로 떠오르고 있는 **모린다 시트리폴리아**

에 유효한 것을 뽑아내기 위해 하버드 대학, 시카고 대학, 콜롬비아 대학, 텍사스 대학 등에 거액의 연구비를 제공하여 연구에 들어갔다. 또 1998년에는 대체의료실을 센터로 승격시켜 연구에 힘을 기울이고 있다.

이러한 일들이 자극이 되어 대체의료학회의 연구발표도 활발해지고 자연약의 연구도 크게 진일보하게 된 것이다.

일본에서도 1998년에 대체의학을 연구하는 학회가 설립되어 관심이 높아지기 시작했다.

그런 가운데 관심을 끌고 있는 것이 모린다 시트리폴리아이다. 뛰어난 치료효과가 명백해짐에 따라 모린다 시트리폴리아는 대체의학의 챔피언으로서 높은 평가를 받게 되었다.

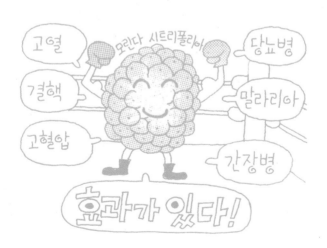

2000여 년 전부터 모린다 시트리폴리아를 신비의 자연약으로서 사용해 온 타히티 섬의 사람들은 지금도 생식기능의 부전이나 골절, 감염증이나 피부염, 모발의 고민 등 여러 가지 병의 치료에 사용하고 있으며 중미에서는 진통제로서 사용하고 있다. 그 밖에 고열이나 결핵, 고혈압이나 당뇨병, 그리고 말라리아나 간장병, 각종 난치병에 대해서도 높은 효과가 있다고 한다.

　　이렇게 실로 폭넓은 치료효과를 보이는 모린다 시트리폴리아가 대체의학을 지향하는 현대의학의 연구자들에 의해 선택되어 그 효과가 확인된 결과, 이 자연약은 세계의 많은 사람들의 깊은 신뢰와 높은 평가를 받게 되었다.

알레르기증	소화불량	요도의 각종 문제
알코올 의존증	식욕 감퇴	복부, 발목의 부기
일반적 아픔	습진	폐의 질병
구토를 동반하는 발열	출산 후의 강장	피부의 검기미
관절염	농양부기	비만
건선	심장병	만성피로증후군
입과 치경의 염증	신장·방광의 문제	가슴앓이
끽연	스트레스	약물의존
상처, 골절, 종기	기침·목구멍의 아픔	약물중독
월경의 문제	전암 증상	
고혈압증	천식	

카흐나(고치는 사람) 및 사마(島) 의사에 의해 보고된 효과가 있는 증상

미국의
모린다 시트리폴리아 붐

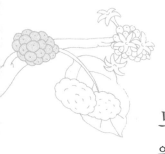

모린다 시트리폴리아의 과실에 대해 저명한
의학자 스티븐 M. 홀 박사는 다음과 같이 이야기
하고 있다.

❝ 나와 모린다 시트리폴리아와의 만남은
내가 만성요통을 앓고 있는 것을 아는 한 친구의
소개로 시작되었다.

1985년에 운동을 하다 사고가 났는데 그 후
몇 년 동안 수많은 치료를 시도해 보았지만 요통
은 점점 심해지기만 했다. 1996년 가을에 모린다
시트리폴리아를 알았을 때에는 아이도 안을 수 없
을 정도로 악화되어 있었다.

하지만 이 과실을 이용하고 2주일이 지나자 통증이 사라졌으며 3개월이 경과했을 때에는 1년 이상 마비되었던 왼발에 감각이 돌아왔다. 이 과실을 알게 된 지 1년이 지난 현재는 몸상태가 더욱 좋아지고 있다.

그런 나의 모습을 본 아내는 오랫동안 괴롭혔던 생리 시의 편두통에도 좋지 않을까 생각하고 시도해 보았다. 그 결과 여태까지 한약이나 최면요법 등으로도 개선되지 않았던 통증이 많이 사라졌다.

그녀는 정말로 놀라고 있었다. 〞

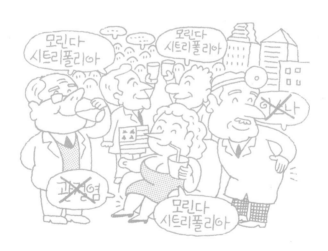

모린다 시트리폴리아라는 천연 과실로 의사 자신과 그 가족의 치료에 만족스러운 결과를 얻었다고 한다. 지금까지의 의학 상식으로는 생각할 수 없는 이러한 치료효과는 현대의학의 최첨단에서 활약하는 의사 자신의 체험을 포함하여 계속해서 보고되고 있다.

그 이유의 하나는 이 과실이 아주 뛰어난 치료효과를 보이면서도 지금까지의 의약품과 같은 부작용의 위험성이 거의 없다는 데 있다.

예를 들면, 미국에는 관절염 환자가 8,000만 명 있다고 하며, 그 중 절반에 해당하는 4,000만 명 정도가 변형성관절염이

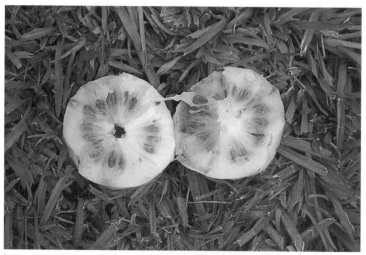

여러 증상에 탁월한 효과를 보이는 **모린다 시트리폴리아**가 의학계에서 큰 호응을 얻고 있다

고 나머지는 대부분이 만성관절염 류머티즘이며 일부가 운동장해에 의한 것이다. 이러한 관절염에는 주로 비스테로이드의 소염제(NSAIDS)인 아스피린이나 이브플로펜이 사용되고 있지만 그 중 10만 명이 부작용 때문에 입원하고 16,000명이 사망한다고 보고되고 있다. 이러한 통계만 보아도 등골이 오싹해질 수밖에 없다.

하지만 모린다 시트리폴리아는 관절염의 치료에 아주 탁월한 효과를 발휘하면서도 부작용은 거의 볼 수 없으므로 중간 이상의 평가를 받는 것은 당연하다.

물론 모린다 시트리폴리아는 관절염뿐만이 아니라 많은 병에 대해서 높은 치료효과를 발휘하므로 미국뿐만 아니라 세계 각지에서 환영받고 있다.

모린다 시트리폴리아의 치유효과에 대해 스티븐 M. 홀 박사는 다음과 같이 덧붙이고 있다.

66하나의 자연식품으로 이렇게 많은 증상에 효과가 있다는 게 많은 사람들에게 믿기 힘든 사실이라는 것은 이해가 간다. 오늘날의 의학에서는 특정한 증상에 유효한 특정의 치료법을 선택하는 것이 중심이 되고 있기 때문이다. 즉 부분적인 의학이었던 것이다. 그러나, 자연이라는

것은 전체적이며 유기적(有機的)으로 기능하는 것이
다. 》》

　　이러한 생각은 미국의 하버드 대학의 생리학 교수였던 월
터 B. 케논 박사가 1932년에 호메오스타시스(항상성 유지)라는
말을 써서 그것을 자연치유력이라는 개념으로 설명한 것에서부
터 비롯되었다.

　　동양의학에는 의식동원(醫食同源)이라는 말도 있지만 우리
들의 몸에는 원래 병을 자연적으로 치유하려 하는 힘이 갖추어
져 있고 식품이나 의약품은 본래 그 힘을 돕는 일을 하고 있는
것이다. 특히 모린다 시트리폴리아가 주목받는 것은 그 효능이
탁월하고 그것으로 인해 폭넓은 효과를 발휘한다는 것이 인정
되어 생명의 기본에 좋은 영향을 주기 때문이다.
그 메커니즘에 대해서는 뒷부분에서 자세히
이야기하기로 한다.

타히티 섬의
신비한 과실

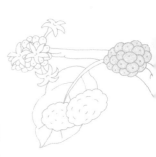

모린다 시트리폴리아는 높이가 5~8미터나 되는 거목이지만 식물분류학상으로는 꼭두서니과의 모린다속에 속한다. 이 모린다속에는 대략 80종의 식물이 포함되어 있다.

1900년대 초기에 모린다 시트리폴리아를 연구한 영국의 과학자 H. B. 갓피드에 의하면 모린다속의 80종류 중 60%는 현재의 말레이시아나 인도양, 그리고 태평양의 크고작은 섬에서 생육하고 있다고 한다.

그 중 자연약의 효능을 지니는 것으로서 지금 주목받는 것은 20종류밖에 안 된다고 하는데, 그 중에서도 모린다 시트리폴리아는 '예쁜 겉모습, 다

양한 용도, 그리고 사람이 손을 대지 않아도 저절로 광범위하게 번식해가는 탁월한 생명력을 지니고 있다'는 점에서 같은 모린다속 중에서도 '여왕'과 같은 존재라고 할 수 있다.

모린다 시트리폴리아의 모양을 보면 가지는 둥글고 잎은 짙은 색깔이며 광택이 나고 작은 흰색 꽃이 핀다. 이 꽃은 1년 내내 피는데, 즉 한 나무에 조금씩 시기가 다르게 꽃이 피고 그 후에 많은 꽃봉오리를 맺으며 울퉁불퉁한 달걀형의 과실이 된다(작은 감자와 비슷하다). 이 과실의 황색 껍질이 익으면 얇고 투명해지는데, 아무런 맛이 없는 흰색의 과육에는 독특한 악취(썩

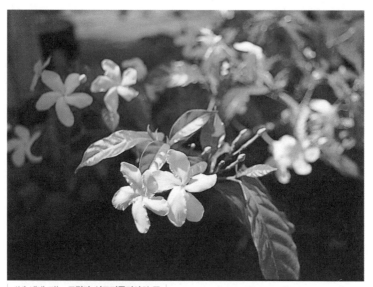

| 1년 내내 피는 **모린다 시트리폴리아**의 꽃 |

은 치즈와 비슷한 냄새)가 난다. 이 과육은 나중에 반액 상태가 되고 껍질을 깨고 흘러나온다.

이 과실에는 빨간 씨앗이 아주 많은데 하나하나의 씨앗 속에는 공기주머니가 있어서 물에 뜰 수 있다. 그러므로 씨앗은 바다에 떨어져도 몇 개월 동안 물 위를 떠돌다가 다른 섬으로 흘러들어가 싹이 나는 것이다. H. B. 갓피드가 모린다 시트리폴리아의 씨앗을 바다에 띄워서 실험한 결과 몇 개월 동안 온전하게 떠돌아다니고 있는 것이 확인되었다.

게다가 모린다 시트리폴리아는 척박한 환경에서도 잘 성장하는 것으로 알려져 있다. 염분이 많은 바닷물에도 강하고 오랜 가뭄에도 끄떡없으며, 거친 땅에서도 잘 자란다고 한다. 그러므로 호주의 바닷가 모래에서도, 하와이 화산암의 바닷가에서도, 그리고 괌의 석회암 지대에서도 자생하고 있는 것이다.

이렇게 놀랍도록 강한 생명력을 지니고 있지만, 자연약으로서의 모린다 시트리폴리아의 생육에 가장 적합한 자연환경은 오염이 없고 기후가 쾌적한 타히티 섬을 둘러싼 프렌치 폴리네시아의 섬들이다.

그곳에서 자생하는 모린다 시트리폴리아의 나무는 무한대라고 해도 과언이 아닐 정도로 꽃이 잇따라 쉴새없이 피고지며 동시에 열매가 열린다. 그러므로 거의 1년 내내 과실을 채취할 수 있다.

모린다 시트리폴리아의 과실에는 꽤 강한 악취가 나므로
(오래 쓴 야구장갑의 냄새라고 표현하는 사람도 있음), 타히티 섬 이
외에서는 거의가 기아 상태일 때 외에는 먹지 않았다고 한다.

다만 사모아나 휘지에서는 모린다 시트리폴리아의 과실을
조리해서 반찬으로 먹기도 한다고 한다. 또 미얀마에서는 아직
덜 익은 과실을 카레에 넣어서 먹기도 하고 익은 생과실을 소금
으로 양념해서 먹기도 하고 씨앗을 구워서 먹기도 한다고 한다.

이에 비해 타히티 섬에서는 몇백 년에 걸쳐서 여러 병에 탁
월한 치료효과를 지닌 건강에 좋은 자연약으로서 애용해 왔다.

그리고 현재는 이러한 타히티 산의 모린다 시트리폴리아의
과실을 이용해 블루베리나 포도 등을 섞은 주스가 개발되어 냄
새에 신경 안 쓰고 맛있게 마실 수 있게 되었다. 이로 인해 모린
다 시트리폴리아는 미국 전역에 순식간에 알려지게 되었고 지
금은 세계 각지에 널리 퍼져나가고 있다.

저명한 의학자인 닐 솔로몬 박사는 저서 중에 어떻게 해서
현대의학의 영역에서 모린다 시트리폴리아가 주목받게 되었는
지 설명하고 있다. 또 고혈압이나 만성적인 통증, 자기면역부전
등 여러 가지 질병에 어떠한 치료효과가 있는가 구체적인 예를
들어서 소개하고 있다.

임상의도 놀란
치료효과

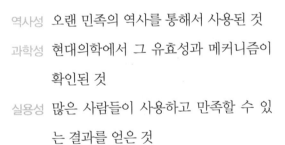

나는 여태까지 기회 있을 때마다 건강에 좋다고 생각되는 자연식품을 소개해 왔지만 그것들은 다음과 같은 세 가지 조건을 충족시킨 것 뿐이다.

역사성 오랜 민족의 역사를 통해서 사용된 것

과학성 현대의학에서 그 유효성과 메커니즘이 확인된 것

실용성 많은 사람들이 사용하고 만족할 수 있는 결과를 얻은 것

내가 이 책에서 다룬 모린다 시트리폴리아는 이들 조건을 완전히 충족시켜 주는 것이지만 여기

서는 특히 두 번째의 과학성이라는 점에서 모린다 시트리폴리아에 대해 살펴보기로 한다.

금세기의 과학의 눈부신 진보는 인류에게 많은 문명의 혜택을 가져다 주었다. 그러나 그 그림자로서 약품의 부작용이나 환경오염 등에 의한 피해는 이제는 다 숨기지 못할 정도로 심각한 사회문제가 되고 있다.

대체의학에 대한 관심이 높아지고 있는 데서도 알 수 있듯이 그에 대한 반성으로 인간에 의해 만들어진 신약보다 자연이 주는, 인간의 몸에 해롭지 않은 자연약을 원하는 움직임을 보이게 된 것이라고 생각한다. 잘못된 식생활에 경고를 주기 위해 1977년에 발표된 미국상원의 막가반 리포트도 그러한 움직임의 하나이다. 또 자연약 중에 보다 효력이 뛰어난 항암제를 찾으려는 미국국립암연구소(NCI)의 디저이너푸즈 프로그램도 같은 맥락에서 나온 것이라고 생각한다.

이러한 흐름 속에서 현대과학이 발견한 것이 모린다 시트리폴리아이다. 그 의학적인 연구결과는, 모린다 시트리폴리아를 이용함으로써 지금까지의 의약품이 초래한 내성균이나 부작용의 문제를 걱정하지 않고 아주 높은 치료효과를, 그것도 폭넓은 범위로 얻을 수 있다는 것을 증명했다.

다음에 나오는 도표는 의학자이면서 생리학자인 닐 솔로몬 박사가 1997년부터 1998년에 걸쳐서 타히티 산 모린다 시트리폴리아의 이용자를 대상으로 여러가지 징후, 증상에 대한 효과를 연구하여 그 결과를 정리한 것이다.

이 연구를 위해 박사는 모린다 시트리폴리아를 다룬 과학적 · 비과학적 증거자료——케이스스터디, 의사나 기타 전문가에 의한 보고서나 임상실험자료 등——의 연구에 많은 시간을 투자하고, 또한 40명 이상의 의사 및 의료종사자에 인터뷰를 하여 그들이 관계한 모린다 시트리폴리아의 이용자 8,000명 이상에 관한 데이터를 모아 연구한 것이다.

그로 인해 모린다 시트리폴리아의 이용자 78%가 암이나 심장질환, 심지어는 뇌졸중 그리고 비만을 치료하는 데 있어 효과를 보았다고 보고하고 있다.

이러한 연구를 진행하는 가운데 박사는 타히티 산 모린다 시트리폴리아의 뛰어난 치료효과가 명백해짐에 따라 '각각 다른 100가지 이상의 건강에 문제를 안고 있는 이렇게 많은 사람들에 대해 모린다 시트리폴리아가 그들 각자에 맞는 효과를 발휘하는 것이 어떻게 가능한가'라는 의문이 남았다고 한다.

그만큼 모린다 시트리폴리아의 효과는 지금까지의 의학의 상식을 넘은 것이었다. 어쨌든 이 기적의 과실에 경이를 느끼지 않을 수 없었다는 것이 박사의 솔직한 소감이었다고 한다.

증상	모린다 시트리폴리아 이용자 수	효과를 본 사람의 비율(%)
암	847	67
심장질환	1,057	80
뇌졸중	983	58
당뇨병	2,434	83
체력감퇴	7,931	91
정력감퇴	1,545	88
근력증강	709	71
비만	2,638	72
고혈압	721	87
흡연	447	58
관절염	673	80
통증	3,785	87
우울증	781	77
알레르기	851	85
소화기장해	1,509	89
호흡기장해	2,727	78
수면장애	1,148	72
사고능력 저하	301	89
충족감	3,716	79
주의력 · 정신명석도의 증가	2,538	73
신장장해	2,127	66
스트레스	3,273	71

* 모린다 시트리폴리아 섭취 후 그 징후, 증상에 객관적 · 주관적 효과를 본 사람의 비율

모린다 시트리폴리아 이용자 중 8,000명 이상에 대한 효과를 본 증상과 비율

부작용에 대해서는 극히 소수이지만 5% 미만의 사람들이 가벼운 구역질이 나거나, 알레르기로 가벼운 발진이 나는 사람도 있었다. 하지만 이런 증상은 호전반응이며 주스를 안 마시면 72시간 내에 사라지고, 임신부나 수유중인 여성에도 안전하다고 박사는 보고하고 있다.

상술했듯이 미국에서는 현재 모린다 시트리폴리아는 영양 보조식품으로서 과즙의 형태로 제공되고 있는데 이 안에는 모린다 시트리폴리아의 과즙 이외에 천연의 포도주스 5%와 블루베리주스 4%가 첨가되어 있다. 그래서 그 독특한 냄새나 맛에 거부감을 느끼지 않고 맛있게 마실 수 있는 것이다.

이 과즙을 마신 사람들의 체험담을 통해 박사는 모린다 시트리폴리아에는 면역계통을 자극해서 세포의 기능 및 상한 세포의 재생을 알맞게 조절하는 효능이 있다고 연구결과를 발표하였다. 이로 인해 모린다 시트리폴리아는 세포레벨로 작용하는 것 같다는 사실도 알게 되었다.

또한 모린다 시트리폴리아에 함유되는 영양분에 대해서 뉴저지 주의 임상의학자 리처드 딕 박사는 다음과 같이 이야기하고 있다.

66 우리는 자기 몸에 대해서 기본으로 돌아가야 한다

는 사실을 깨닫기 시작했다. 우리들의 몸이 에너지를 소비하는 경우는 영양분을 소비하든가 몸을 소비하든가 둘 중의 하나이다. 모린다 시트리폴리아는 우리들의 몸이 필요로 하는 영양분을 제공해서 우리의 몸을 구제해 준다. "

이렇게 현재 모린다 시트리폴리아에는 100가지 이상의 병에 효능이 있다고 밝혀졌지만 특히 뛰어난 효능은 다음의 여덟 가지로 정리할 수 있다.

① 고혈압을 개선한다.
② 멜라토닌이나 세로토닌과 작용해서 수면, 체온, 마음의 부침 등을 조절한다.
③ 체내에너지를 증가시킨다.
④ 염증억제제나 항히스타민제로서 작용한다.
⑤ 통증을 진정시킨다.
⑥ 소화기계 및 심장의 질환을 막는다.
⑦ 항균력이 있다.
⑧ 암을 억제하는 효과가 있다.

Chapter _2

잇따라 터져나오는 놀라운 체험담

Morinda Citrifolia

1

남은 삶이 1주일이라고 선고된
간암의 진행이 멈췄다

_ **도쿠다 고지** 가고시마 현, 36세 회사원

내가 아는 59세 여성의 이야기이다. 그 사람은 올해 4월 하순 의사로부터 "남은 삶이 1주일이다. 이제 어떻게 할 수가 없다…"고 선고받아 병원을 나왔다. 가족들도 이제는 안 되겠다며 포기했다고 한다.

하지만 이 사람은 5월 연휴 때부터 모린다 시트리폴리아의 과즙을 마시기 시작했다. 하루에 세 번, 한 번에 120~60밀리리터 정도를 2주일 동안 계속 마셨다. 두 병 반 정도의 양이었다고 한다.

그런데 점점 식욕이 나고 안색도 좋아졌다고 한다. 가족들도 "혹시나…" 하는 희망을 갖게 되었고 급기야는 안 된다고 포기했던 병원에 가서 5월 17일에 검사를 받았다. 검사 결과를 확인한 주치의는 너무 놀라서 이렇게 말했다고 한다.

"암의 진행이 멈췄다. 이건 기적이다."

20일 전에 1주일밖에 살지 못하겠다고 선고한 환자가 살아서 검사를 받으러 온 것만 해도 대단한 일인데, 아무런 치료도

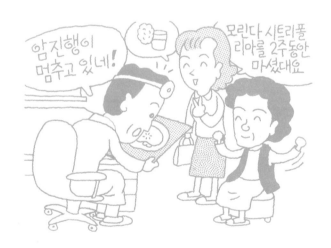

하지 않은 환자의 암의 진행이 멈췄기 때문이다. 이 보고를 들은 가족들도 물론 기뻐서 어쩔 줄 몰라했다.

주치의의 설명에 의하면, 그 사람은 말기 간암이고 간 주위에 C형 간염의 막이 생겨서 종이풍선 같은 상태가 되어 있었다고 한다. 뱃속에서 언제 폭발할지 모르는 상태까지 암이 진행되어 있었다고 한다. 그렇기 때문에 1주일이라는 진단을 내릴 수밖에 없었던 것이다.

하지만 모린다 시트리폴리아 주스로 인해 이 최악의 상태를 벗어나 한 달이 지난 지금은 쇼핑에 나갈 수 있을 정도로 회복했다고 하니 본인도 가족도 주위의 사람들도 놀라고 기뻐하고 있다. 나도 '모린다 시트리폴리아의 기적'에 대해서는 많은 이야기를 들었지만 이렇게 내 주위에서 이런 기적이 일어나리라고는 상상도 하지 못했다. 하지만 그런 기적 같은 일은 정말 사실이었다.

모린다 시트리폴리아로 인해 암의 진행이 멈췄다는 사례는 지금까지도 많이 보고되고 있다.

암세포가 정상세포화된다는 것은 실로 기적적인 일인데, 실제로 모린다 시트리폴리아에는 담나칸솔 등 암세포를 정상세포로 만드는 효능이 있는 성분이 함유되어 있다.

2

통증이 1분만에 사라져
협심증의 공포로부터 해방!

_ **이마이즈미 마리코** 도쿄, 33세 주부

29세 때 일이다. 그때까지 건강에는 자신이 있었던 나였는데 갑자기 가슴이 아프기 시작하고 숨이 막혀서 구급차에 실려갔다. 병원에서 여러가지 검사를 받은 결과 협심증이라는 진단이 내려졌다.

그 후에는 다행히도 큰 발작은 없었지만 가슴이 쑤시거나 숨이 차는 느낌을 하루종일 느끼게 되었다. 아침에는 특히 증상이 심해 집안일을 하기가 정말 힘들었다.

건강보조식품을 추천받아 이용하고 있었지만 전혀 개선되지 않았고 2개월에 한 번 정도 가슴 주위가 쿡쿡 쑤시는 일이 반복되었다.

병원에서 주는 약에서 손을 놓을 수 없었다. 그리고 "더 이상 좋아지는 일은 없을 것이다, 이 병과 평생 같이 살아 가야 한다"고 반은 포기하고 있었다.

그런데 남편이 친구의 추천으로 모린다 시트리폴리아 과즙을 집으로 가져왔다. 처음에 60밀리리터 정도 마셔 보았더니 가슴이 뜨거워지고 곧 몸 전체가 따뜻하게 느껴졌다. 꼭 알콜이 들어간 것 같았다. 나에게는 알콜이 맞지 않아 마시면 가슴이

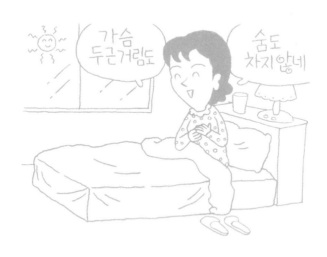

쓰리다. 그래서 이 주스에도 알콜이 들어갔다고 생각했는데 성분 표시를 살펴보아도 알콜이 함유되어 있다는 표시는 없었다.

이상하다고 생각하면서도 그때는 그대로 지나고 다음날 아침에 일어났는데 이상한 느낌을 받았다.

"아니, 이건….."

평소하고 컨디션이 달랐다. 아주 상태가 좋았던 것이다. 가슴이 쑤시는 증상도 없고 숨이 차는 일도 전혀 없었다.

"진짜야!" 하고 소리칠 뻔했다. 처음에는 이것이 정말인가 하고 자문해 보았지만 정말로 몸이 좋아진 것이었다.

아무리 몸에 좋은 것이라고 해도 다 좋아지려면 몇 년 걸리겠지 생각하고 있었는데 이렇게 바로 효과가 나타났다는 것이 정말로 놀라웠다.

66 이게 바로 건강이구나. 99

건강의 고마움을 실감했다. 작년 11월에 마시기 시작했지만 그 이후 아주 쾌적하다.

단 한 번, 올 겨울 눈 내리는 날에 가슴이 쿡쿡 쑤시는 일이 있었다. 이전에는 그런 때에는 니트로 글리세린을 혀 밑에 넣어 흡수시켰는데 그때는 바로 집에 돌아가 이 과즙을 한 입 마셔 보았다. 그랬더니 1분 이내에 통증이 사라졌다.

지금은 이 주스를 만나게 되어 정말 다행이라고 생각하고 있다. 정말 기쁘다. 약에 의지하지 않아도 괜찮다고 생각하면 정신적으로도 되살아난 기분이다.

혈액의 흐름을 좋게 함으로써 협심증이 개선되었을 뿐만 아니라 마그네슘의 미네랄효과도 높이게 되므로 증상이 더욱 빨리 개선되었다고 생각한다.

3

류머티즘의 검사결과가
호전되어 심한 통증도 사라져

_ **가나모리 사치코** 도쿄, 자영업

류머티즘의 증상이 나타난 것은 3년 전의 일이다. 급성 요통증을 앓게 돼 너무 아팠다. 허리가 아프니까 저절로 손을 대어 몸을 일으키는 일이 많아져서 아픔을 느낄 때쯤에는 이미 손목이 부어 있었다.

병원에서 허리의 X선검사를 받을 때 손목의 부기에 대해 물어 보았더니 "어쩌면 허리보다도 심각할지도 모르겠다"고 의사가 말했다. 혈액검사를 해서 류머티즘라는 것을 알았지만 그때는 이 병에 대해 몰랐기 때문에 허리의 통증이 사라진 후에는 병원에 가지 않았다.

그런데 그 다음해, 이번에는 오른쪽 다리의 무릎이 붓고 통증이 심해졌다. 바르는 약을 바르고 넘어가려 했지만 너무 아파서 병원에 가 보았다.

그때 처음으로 류머티즘이 고치기 어려운 병이라는 것을 알게 되었다. "류머티즘은 평생 가지고 살아야 하는 병이다"라는 말을 듣고 그 심각성을 알게 되었다.

그 후 여러가지 치료와 재활치료를 했고 전기 치료도 가끔 하고 있다. 물이 괴어 빼내면 또 괴어 버린다. 관절세정도 했지만 호전되지 않았다. 그런 상태였기 때문에 전철역의 계단도 오른발을 보호하면서 한걸음씩 오르내려야 했다.

역시 의사가 이야기했듯이 평생 고쳐지지 않겠구나 하고 반은 포기하고 있었는데 한 친구가 모린다 시트리폴리아의 과즙이 좋다고 추천해 주었다. 시험삼아 사나흘 마셔 보았더니 통증이 조금 진정되는 것 같아서 계속 마셔보기로 했다.

아직 2주일 정도밖에 안 되었기 때문에 나중에 기회가 있으면 결과를 이야기하고 싶다. 과즙을 마시고 확실히 알 수 있는 것은 먼저 얼굴의 부기가 가라앉았다는 것이다. 류머티즘 약에는 스테로이드제가 있어서 얼굴이 붓게 되는데 얼굴과 어

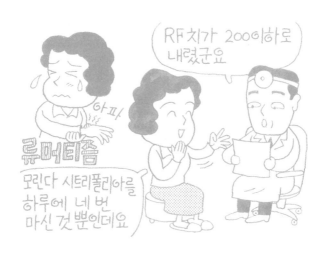

깨의 부기가 가라앉아서 상쾌해졌다. 통증에도 효험이 있는 것 같다.

이렇게 말하면 너무 주관적인 것 같으므로 이 과즙을 마시기 시작해서 1주일 후 병원에서 받은 검사결과를 이야기해 보겠다. 류머티즘의 수치인 RF치가 몇 개월 계속해서 650 정도였는데 약 200 정도가 떨어져 437을 나타내고 있었다. 중성지방도 200대(지난달은 208)이었던 것이 76으로, 그리고 요소질소가 지난달에는 23.4이었던 것이 17.6까지 내려 요주의의 범위에서 벗어났다. 의사도 이상하다며 고개를 갸웃거렸다.

병원에서 지급되는 약은 이전과 같은 것을 계속 복용하고 있다. 이 과즙을 마시고 있으면 약의 효과도 두드러지게 나타나는 것 같다.

이 과즙은 아침, 점심, 저녁과 자기 전에 하루 네 번, 약 60밀리리터씩 마시고 있다. 처음에는 통증이 더욱 심해지는 증상도 있었지만 수분을 더 섭취하면서 계속 마셔 보았다. 아직 류머티즘이 완치된 것은 아니지만 검사의 수치가 많이 좋아져 눈앞이 밝아진 것 같다.

류머티즘의 경우는 통증을 없애는 치료법밖에 없다고 하지만 모린다 시트리폴리아의 경우는 통증을 진정시켜 줄 뿐만 아니라 류머티즘의 증상 자체를 개선하는 효능이 있어 많이 애용되고 있다. 가나모리 씨도 그런 경우라고 생각한다.

4

삔 곳의 통증이 진정되어
똑바로 앉을 수 있게 되었다

_ **네기시 마사코** 도쿄, 주부

10여 년 전에 가정주부 배드민턴대회에 나갔다
가 오른발 뒤꿈치를 삐었다.

그때에 잘 치료했으면 좋았을 텐데 그렇게 하
지 못해서 만성이 되었는지 좀 무리해서 움직이면
곧 아프게 된다. 하이힐을 신었을 때에는 발목을
삐지 않았는데도 아팠다.

할 수 없이 붕대로 고정하거나 부었을 때는 차
게 찜질하며 참았다. 접골원, 지압치료원에도 다녔

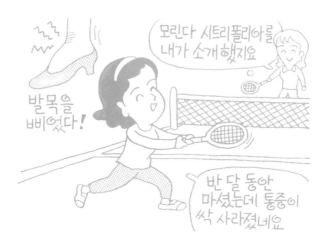

지만 매번 만 엔 정도 부담해야 하기 때문에 부담스러웠다.

그러던 어느 날 한 친구가 모린다 시트리폴리아의 과즙을 소개해 주었다.

'이런 것으로 어떻게…' 하는 생각이 들었지만 반 달이 지나니까 통증이 진정되어 똑바로 앉을 수 있게 되었다.

그 후 한 달 두 달 지남에 따라 다리를 가볍게 움직이게 되었고 움직여도 통증이 없었다. 친구와 테니스, 배드민턴을 해도 다리에 신경을 안 써도 될 정도로 잘 움직일 수 있게 되었다.

통증이 있는 부위에 과즙을 바르는 것도 좋은 것 같다.

나의 어머니가 무릎이 계속 아파서 목욕한 후에 가제에 이

과즙을 묻혀 무릎에 바르고 가볍게 두들기며 상태를 지켜보았
더니 사흘 정도 지나 통증이 사라졌다고 한다.

　나는 이 과즙을 처음에는 아침, 저녁으로 40밀리리터씩 마
셨는데 이제는 운동을 하고 난 뒤에는 집에 돌아가 바로 40밀리
리터를 마시고 있다.

　계속 마시니까 나도 모르는 사이에 안경을 안 써도 글자를
읽고 쓸 수 있게 되어 있었다. 실은 작년에 돋보기를 맞췄는데
이 과즙은 시력에도 영향을 주는 것 같았다.

　남편도 이 과즙으로 피로가 풀리고 두통이 사라졌다고 한
다. 온 가족이 다 효능을 느끼고 있어서 이제는 손에서 놓을 수
없을 정도가 되었다.

　　　다리, 무릎의 통증만이 아니라 시력도 좋아졌다는 체험담이다. 이처럼 자연치유
력이 향상되는 것이 모린다 시트리폴리아의 뛰어난 점이다.

5

무릎과 목의 통증, 근육통, 생리통이 사라졌다

_ **모리타 요시카즈** 접골원 원장, 30세

내가 운영하는 접골원에는 여러 증상을 앓고 있는 사람들이 많이 찾아온다.

여태까지 많은 사람들에게 모린다 시트리폴리아의 과즙을 추천했는데 그 중 80~90%의 사람에게 효과가 있어서 나 자신도 정말 놀라고 있다.

그 중에서도 특히 효능이 두드러진 부분이 류머티즘 등의 통증이다. 류머티즘으로 전혀 움직이지 못한 73세의 여성이 한 달 정도 이 과즙을 마신 후 농사일을 할 수 있을 정도로 회복하기도 했는데, 보통 한 병 정도 마시면 효과가 있는 것 같다.

아주 빠른 경우에는 사흘만에 류머티즘으로 인한 왼쪽 무릎의 통증이 사라졌다는 예도 있다. 그 사람은 왼발을 끌면서 왔다. 무릎이 욱신거려서 무릎을 구부릴 수 없었는데 하루에 30밀리리터, 사흘 동안 90밀리리터만 마시고도 무릎 관절을 더 활발하게 움직일 수 있게 되었고 통증도 완전히 사라졌다.

나도 모린다 시트리폴리아 덕을 톡톡히 보았다. 나는 5년 전에 80킬로미터의 속도로 자동차의 유리창에 머리를 부딪치는 사고를 당했는데, 원래 유도를 하다 목을 다친 데다 이 교통사고까지 겹쳐 아침에 일어난 후에는 어김없이 목이 뻐근하고 통증이 느껴졌다.

그런데 모린다 시트리폴리아의 과즙을 마시고 난 다음날 아침부터 목의 통증이 사라졌다. 정말 놀라운 일이었다.

처음에 이 과즙의 주스를 마신 다섯 명의 중년들이 꽤 높은 산을 올랐는데 전원이 거의 근육통도 일어나지 않았다는 이야기를 들은 적이 있었다. 정말 그런 효과가 있는지 시험해 보았다. 몸무게 8킬로가 되는 아이를 팔로 100번 정도 들면 보통은 근육통이 오게 되는데 이 주스를 마시니 확실히 근육이 아프지 않았다.

그 후 환자들이 시도해 보아도 근육의 통증이 느껴지지 않았다는 예는 많이 있다.

58세 되는 나의 어머니는 의사로부터 '위통풍(관절이 붓고 아픈 요산성의 관절염)'이라는 진단을 받았다. 관절에 열이 있어서 자주 부었고 조금만 걸어도 다음날에는 일어나지 못하는 상태였는데, 이 과즙을 마시고 두 달 정도 지났을 때에는 여행을 가서 10킬로미터 정도를 걸어도 다음날 마당에서 일을 하셨다. 여행에 동행한 옆집 사람이 이걸 보고 아주 놀랐다고 한다.

어깨와 팔의 통증으로 팔을 올릴 수 없었던 한 사람은 1년 이상 치료를 받아도 좋아지지 않았는데 과즙을 마신 후에는 서

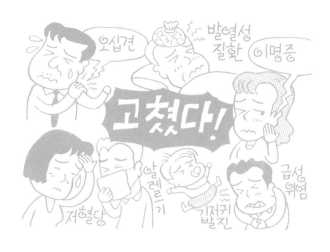

서히 개선되어 일주일도 안 되어 어깨를 완전히 잘 움직일 수 있게 되었다고 한다. 그 밖에 원인불명의 발열성 질환으로 고민하던 50세 여성환자도 모린다 시트리폴리아의 과즙을 한 병 마시고 난 뒤부터는 열이 나지 않았다고 기뻐하고 있다.

이명증으로 고생하던 73세의 여성이 면봉으로 귓구멍에 주스를 바른 후 많이 좋아졌다는 예도 있다.

또 여성 중에서는 변비와 생리통이 없어져서 편하게 되었다는 이야기는 많이 있다. 그 중 한 화장품 전문가는 밀가루에 모린다 시트리폴리아의 과즙을 개어서 팩을 했더니 지금까지의 어떤 팩보다도 효과가 있어서 피부가 고와졌다고 한다.

또 혈당치가 내리거나 고혈압이 정상이 되었다는 예도 많이 있다. 저혈압에도 효과가 있는 것 같다. 또 40대의 어느 여성은 생리의 양이 너무 적어져서 고민하고 있었는데 이 주스를 마신 후 생리의 양이 정상으로 돌아왔다고 한다. 이것으로 볼 때 호르몬의 균형에도 좋은 영향을 주고 있는 것 같다.

꽃가루 알레르기에도 효과가 있다. 나의 환자들은 콧속에 빨대로 모린다 시트리폴리아의 과즙을 흘려넣어 알레르기 약이 따로 필요없었다는 사람이 많았다.

기저귀나 알레르기 때문에 살갗이 튼 부분에도 바르면 효과가 있고 빨리 좋아진다는 보고가 있다.

나의 환자의 예를 보면 간이나 장의 기능을 향상시키는 효능도 있는 것 같다.

어떤 사람은 급성위염이었는데 모린다 시트리폴리아의 과즙을 한번에 90밀리리터 마시고 다 나았다며 놀라워했다. 과즙을 마시고 두통이 바로 진정됐다는 예도 있다.

그 밖에도 여러 가지 실례가 있지만 이렇게 많은 효과는 여태까지 내가 보아 온 어떤 건강식품에도 없었던 것이고, 처음에는 계속 놀라기만 했는데 최근에는 당연한 것으로 느껴져서 "대단하다!"는 말만 나올 뿐이다.

이렇게 많은 증상에 개선효과를 보인 건강식품은 지금까지는 없었다. 그 뛰어난 효능을 이 체험담을 통해서 잘 알 수 있다.

6

말기 암이 호전되고
심한 통증이 사라졌다

_ 야마다 요자브로우 도쿄, 회사 임원

평소부터 친하게 지내고 있는 토야마 현의 84세 남성의 체험인데 가족이 본인에게 아직 그의 병을 얘기하지 않았기 때문에 대신 보고한다.

그는 작년(1998년) 2월부터 몸이 무겁다거나 불편함을 호소하여 알로에, 플로포리스, 울금 등을 먹고 지내고 있었다. 그 후 10월에 동네 병원에서 검진 결과 폐암 말기 판정을 받았다.

토야마의 대학병원에 입원한 후에도 38~40도

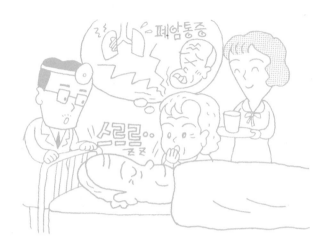

의 열이 계속되어 식사도 못하였다. 몸무게도 49킬로그램에서 39킬로그램까지 감소하고 상태는 계속 악화되었다. 그래서 주치의는 나이도 있으니까(이제 살릴 가능성이 없다는 뜻이다) 친족을 불러달라고 이야기했다고 한다. 그런 상태에서 가족의 요청으로 연말연시에 일시적으로 자택에 돌아갔다.

열이 여전히 오르내리면서 새해를 맞은 금년(1999년) 1월 말에는 더욱 쇠약해져 갔다.

내가 그의 상태를 알게 된 것은 그때였다. 모린다 시트리폴리아 주스의 효능은 이미 듣고 있었기 때문에 2월 3일 그에게 보내 2월 4일부터 마시게 했다.

말기의 암은 고통이 최대의 문제이다. 그런데 가족도 고민하던 그 아픔이 놀랍게도 그날에 다 사라졌다고 한다. 본인도 병에 걸린 후 처음으로 숙면할 수 있었다고 이야기했다.

그 후로는 이 주스를 2시간마다 30cc씩 사흘에 한 병꼴로 계속 마셨다. 그러자 날이 갈수록 체력이 회복돼 갔다. 2월에 재입원해서 2월 15일 혈액검사를 한 결과 마이너스 반응이 나왔다.

담당의는 "할아버지! 어찌된 일이에요? 뭐 하셨어요?"라고 고개를 갸웃거렸다.

재입원한 후에도 식욕이 왕성하고 병원식만으로는 부족해서 빵을 먹기도 하고 과실도 먹고 주위에서 놀랄 만큼 회복해 갔다. 본인은 한밤중에도 일어나서 주스를 마셨다고 한다.

2월 말에는 일반병동으로 옮겨졌다. 그 후의 검사에서도 암의 전이가 안 보이고 암세포가 반 이하로 줄어 몸무게도 39킬로그램에서 45킬로그램으로 늘었다.

이제 자택요양을 해도 괜찮다는 진단 결과가 나와 3월 15일에는 퇴원했다. 그는 지금 아주 건강하다.

암세포를 정상으로 만드는 효능이 있는 담나칸솔이라는 성분을 모린다 시트리폴리아 중에서 발견한 사람은 게이오 대학의 우메자와 박사이다. 이 성분이 자연치유력을 촉진시킴으로써 이러한 효능이 나타난 것이라고 생각한다.

7

병치레를 한 후 불편했던 몸이 놀랄 만큼 호전됨

_ **스기야마 사치코** 시즈오카 현, 회사 임원

10년 전에는 자궁근종을 앓고 그로부터 2년 후에는 도쿄여자의대에서 대장폴리프도 적출했다. 좀 이상한 표현이긴 하지만 마치 '병의 백화점' 같았다.

4년 전, 당시 초등학생이었던 막내 아들의 축구시합을 응원하러 갔을 때였다. 큰소리를 내며 응원을 하는데 목에 약간 이상한 증상이 느껴졌다. 감기라고 생각해서 양치질을 하고 쉬고 있었는데 39도 이상의 고열이 나흘 동안 계속됐다. 넓적다리 주위에 얼룩점이 나고 빨갛게 붓더니 점점 늘어나 누르면 아프고 잘 걷지도 못하게 되었다. 대학병원에서 검사 결과 결절성홍반(結節性紅斑)이라고 진단을 받았는데 베체트병(behcets disease, 눈·구강·성기 등에 염증이 생기거나 상처가 오래 지속되는 염증성 질환)일 가능성도 있다고 해서 근처의 병원에서 2주 동안 입원, 검사를 받았다. 다행히도 일시적인 증상이어서 바로 회복됐지만 그 일을 겪은 후 체력이 많이 떨어졌다.

생각해 보면 회사에서도 밤늦게까지 일하는 날이 자주 있었고, 집안일로 피로가 쌓인 데다 수면부족까지 겹쳐서 스트레스가 많이 쌓여 있었던 것 같다. 그래서 식초를 마시기도 하고

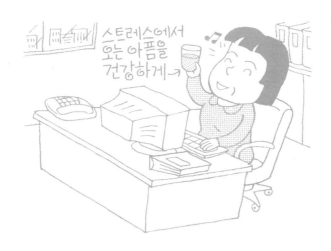

영양식품이나 건강식품도 많이 먹어 보았다.

나는 스트레스가 쌓이면 목과 목구멍을 조이는 것 같은 통증을 느낄 때가 있다. 또 허리나 등이 아파서 뻐근해질 때도 있다. 그런 나에게 친구가 두 달 전 모린다 시트리폴리아 과즙을 소개해 주었다.

이 과즙을 막 마시기 시작했을 때는 머리가 터지게 아팠다. 전화로 친구한테 "뭐야, 효과가 없잖아"라고 이야기했더니 "조금씩 입에 넣어서 마시도록 해 봐" 해서 시키는 대로 해 보았다. 그 결과 빨려들어가듯 잠이 들고 아침에 일어나니 지난밤의 두통은 완전히 사라지고 없었다.

지금은 약 두 숟가락의 과즙을 아침, 저녁으로 마시고 있다. 회사에도 들고 가서 피곤할 때 같은 양을 섭취하고 있다. 계속 마시는 사이에 점점 스트레스에서 오는 통증이 사라져서 지금은 아주 편하다. 마시면 마실수록 옛날의 내 모습으로 돌아가는 것 같은 느낌이 든다. 좋은 것을 소개받아 정말 감사하고 있다. 앞으로도 이 과즙을 계속 마셔 활력을 유지하고 싶다.

모린다 시트리폴리아는 수면을 불러오는 멜라토닌의 효능을 촉진한다. 또 체내 에너지를 높여 주는 효능도 있기 때문에 그것으로 스트레스로 인한 피로도 풀린다고 생각한다.

8

고혈압이
놀랄 만큼 개선

_ **가네코 아츠코** 가나가와 현, 53세

작년 봄이었다. 머리가 핑 돌아서 병원에서 검사를 받았더니 혈압이 높다는 결과가 나왔다.

혈압은 미묘하게 오르내리기 때문에 자신이 가끔 체크하여 상태를 지켜보는 것이 좋다고 해서 특별한 약은 안 먹었다. 그 후에는 가정용 혈압계를 사용해서 재고 있는데 대략 170~120 사이였다.

작년 말쯤에 한 친구가 어떤 과즙을 많이 마시고 혈압이 내렸다는 이야기를 해서 나도 마시고 싶다고 생각했다. 그것이 모린다 시트리폴리아의 과즙이었던 것이다.

첫날에는 아침 저녁에 두 번, 각각 30밀리리터씩 마시고 그 후에는 매일 아침마다 한 번 30밀리리터씩 마시고 있다.

혈압이라는 것은 미묘하게 변화한다. 내렸다 하면 또 오르고 올랐다가 내리고 하는 일을 반복한다. 하지만 이 과즙을 마시기 시작해서 3개월 정도 지났을 때부터는 조금씩이지만 이전보다 확실히 내려갔다.

그때까지는 최저 수치가 100 이하로 내려간 적이 없었는데 95나 90이 되기도 하고 최고혈압은 120대까지 내려간 적이 없었는데 지금은 대체로 120대로 안정되고 있다.

지금의 최고혈압은 높아도 140 정도이며 평균적으로는 120 정도, 최저혈압은 80 정도이다.

그것만이 아니다. 이 주스 덕분인지 올 겨울은 감기도 안 걸리고 지낼 수 있었다. 나는 알레르기성 비염도 있는데 올해는 코가 안 막혀서 생활하기에 아주 좋다. 또 걸어다닐 때 무릎이 쿡쿡 쑤시는 일이 있었는데 이런 증상도 없어졌다.

최근에는 이 과즙을 다른 용도로도 즐기고 있다. 목욕할 때

넣으면 물의 감각이 부드럽게 느껴지고 어깨의 뻐근함도 풀린다. 차 대신에 이 과즙을 뜨거운 물에 타서 먹으면 허브 티처럼 아주 맛있다. 그리고 기분도 상쾌해진다.

나에게 있어서 정말 신기하고 고마운 과즙이다.

고혈압이 개선되었을 뿐만 아니라 알레르기성 비염이나 무릎의 통증도 치료되었다는 것은 모린다 시트리폴리아가 자연치유력을 높여 주었기 때문이다. 안심하고 사용해도 좋다.

9

고지질혈증, 고혈압이 개선되고
두통이 말끔히 사라졌다

_ **사토 다케시** 도쿄, 48세 회사임원

재작년 말부터 뒷머리가 약간 아프고 구역질
과 현기증이 나고 저녁이 되면 편두통도 생기는 등
몸상태가 좋지 않다고 느끼고 있었다.

나는 접대하는 일이 잦았기 때문에 거의 매일
밤마다 술을 마셔야 하는 때가 많아 스트레스가 쌓
였던 것 같다. 작년 1월에 신주쿠의 JR종합병원에
가서 검사를 한 결과 혈압이 높고 간지방도 많으니
까 바로 입원하여 검사할 필요가 있다고 했다.

하지만 일이 바빠서 바로 입원할 수도 없어서 어떤 의사 선생님이 소개로 통원하면서 여러가지 검사를 한 결과 콜레스테롤, 중성지방이 많아 고지질혈증이라는 진단을 받았다. 지방분이 많은 고칼로리의 식사나 지나친 음주로 인해 탈이 난 것 같다. 이때는 혈압이 220/110일 때도 있었다.

당시 몸무게는 82킬로그램. 180센티의 키에 비해 지나치게 몸무게가 많은 것도 아니지만 "좌우간 다이어트가 제일 좋다"며 "동시에 약도 먹어라"는 담당 선생님의 처방에 따라 약을 복용하면서 다이어트에 진력해 3개월 정도 지나 혈압이 170/90까지 내렸다. 한 달 후에는 130/90까지 내렸기 때문에 안심하고 더 이상 약을 안 먹었다. 그런데 또 180/100 정도로 되돌아가 버렸다.

올해 들어 한 지인이 모린다 시트리폴리아의 과즙이 건강

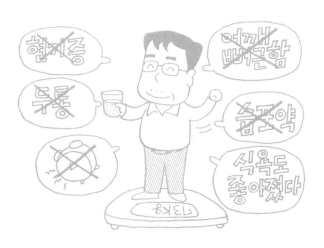

에 좋다고 해서 3월부터 마시기 시작했다. 그랬더니 잠을 푹 잘 수 있게 되었다. 마시기 시작한 지 벌써 2개월이 지났는데 특별히 다이어트에도 신경 안 쓰고 약도 안 먹었는데도 혈압은 150/90 정도로 안정되어 있다. 정상치보다는 아직 높지만 그렇게 고생했던 현기증이나 두통은 말끔히 사라졌다. 식욕은 있는데 몸무게는 73킬로 정도로 좋은 상태이다.

모린다 시트리폴리아의 과즙은 아침, 저녁으로 30밀리리터씩 계속 마시고 있다. 그 밖에 사무실에도 두고 일을 하다 피곤할 때에 100밀리리터 정도 마시고 있다.

매일 숙면을 취하고 아침에도 상쾌한 기분으로 일어날 수 있다. 알람시계가 필요하지 않다. 모르는 사이에 어깨의 뻐근함도 해소되어 있었다. 생각해 보면 이전에는 심하게 뻐근해서 습포약을 많이 사 놓았는데 지금은 그것도 전혀 안 쓴다.

이 과즙 덕분에 마음도 밝아졌다. 건강해진다는 안도감이 나를 아주 기쁘게 한다.

스트레스로 인해 고혈압이나 두통, 피로감 등으로 고생하던 사토 씨는 모린다 시트리폴리아의 음용으로 수면이 개선되어 자연치유력이 향상되고 효과가 나타나게 되었다고 생각한다. 모린다 시트리폴리아를 이용해본 사람들은 건강을 되찾음으로 인해 마음이 밝아졌음을 고백해온다.

10

목, 어깨, 팔의 뻐근함이
풀리고 피부도 고와짐

_ **아오키 스스코** 도쿄, 자영업

컴퓨터 자료 입력을 하고 있는 관계로 어깨나 팔이 항상 뻐근하다.

　　모린다 시트리폴리아의 과즙을 마시기 전에는 감기에 걸리면 목에서 어깨, 팔에 걸쳐서 심하게 뻐근했다. 특히 왼팔은 거의 움직이지 못할 정도였다. 굳어버린다는 게 바로 이런 것이구나 하고 느끼면서도 일은 계속해야 하므로 불안한 나날을 보내고 있었다.

그런데 이 과즙을 마신 그 다음날에는 평소와는 달리 잘 잘 수 있었고 아침에 일어나니까 그 심했던 어깨의 통증도 없었고 목과 어깨도 아주 가벼웠다. 팔꿈치도 잘 움직였다. "와! 다 나았다"고 저절로 외칠 정도였다. 그리고 한 달 정도 매일 아침, 저녁에 마시고 있다.

이 과즙을 만난 후부터는 그때까지 자주 쓰고 있었던 습포약이나 스프레이식 소염제 같은 것은 전혀 필요하지 않았다.

그뿐만이 아니다. 마시기 시작한 지 1주일이 지났을 때 늘 만나는 친구한테서 "아오키 씨의 피부 정말 곱다!"는 말을 들었다. 세수하면 잘 알 수 있는데 확실히 피부가 반들반들해졌다.

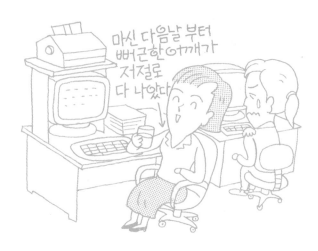

얼굴만이 아니다. 손발도 건조하지 않게 되었다.

　실은 옛날부터 도자기 만드는 것을 즐겨 시간이 나면 흙을 만지곤 하느라 손이 쉽게 거칠어져서 고민하고 있던 중이었다. 그래서 핸드크림이 필수품이었는데 손발이 미끈미끈해지고 스타킹이 나가는 일도 없게 되었다.

　이 과즙은 화상에도 좋은 것 같다. 전에 읽은 자료에 폴리네시아 사람들이 모린다 시트리폴리아 과즙을 화상이나 외상의 치료에도 사용해 왔다고 나와 있어서 도자기 가마로 왼팔에 화상을 입었을 때 그 과즙을 발라 보았다. 화상을 입은 부위가 전체적으로 빨개져서 많이 아팠는데 과즙을 바른 후 얼마 되지 않아 그 아픔이 싹 가셨다. 3~4시간 지나서 목욕했을 때는 화상을 입은 것도 잊을 정도였다. "아까 화상 입었었지" 하고 목욕이 끝날 때 생각이 났을 정도였으니 말이다.

　직업병이라고 할 수 있는 어깨의 뻐근함이 좋아진 것만 해도 정말 기뻤는데 생각지도 못한 화상에서까지 효과를 보게 되어 놀라웠다.

　　피부가 예뻐진다거나 어깨의 뻐근함이 풀린다는 등 이러한 개선효과는 모린다 시트리폴리아의 이용자들에게서 공통적으로 볼 수 있다.

11

어깨의 뻐근함, 요통이
개선되어 대장폴리프도 사라졌다

_ 사토 가즈오 가고시마 현, 57세 회사원

모린다 시트리폴리아 주스를 마시기 시작한
것은 올해(1999년) 2월 20일쯤이었다고 기억한다.
피곤할 때에 마시는 건강드링크의 하나라고 생각
해서 아내와 함께 매일 아침, 저녁에 술잔으로 한
잔 정도 마셨다. 나는 어깨가 심하게 뻐근했고 요
통이 있어서 조금만 좋아졌으면 하는 바람으로 마
시기 시작한 것이다. 처음에는 전혀 효과 같은 것
이 나타나지 않았다.

그런데 그때부터 2주일이 지났을 때였다. 친구들과 골프를 치러 갔는데 다리가 저리고 너무 아파서 구부리거나 다리를 펴서 앉을 수도 없었다. 몸의 여기저기가 뻐근해서 안마를 받아도 좋아지지 않고 정말 힘들었다.

혹시 그 주스의 부작용이 아닌가 걱정되어 그만 마실까 생각도 했는데 한약에서 말하는 '호전반응'일지도 모르겠다는 생각이 들어서 그대로 계속 마셨다.

꾸준히 마시다 보니까 1주일 후에는 다리의 저림과 통증이 개선되었을 뿐만 아니라 어깨의 뻐근함과 요통이 이전보다 적어졌다. 전에는 어깨도 한번 뻐근하기 시작하면 뒷머리에 통증이 날 정도였는데 그것도 점점 좋아졌다.

그리고 한밤중에 화장실에 갈 일이 없어졌다. 그때까지는 한 밤중에 두 번 정도 잠이 깨서 화장실에 가는 상태였다. 잠이 든 후에 한 번, 새벽에 한 번 화장실에 가기 때문에 지금 생각해 보면 숙면을 취하지 못해서 계속 피곤했던 것 같다. 지금은 과즙 덕에 화장실에 가는 일 없이 숙면할 수 있으므로 전날의 피로도 한 번 자면 완전히 풀린다.

그러다 5월 중순에 검진을 받았는데 의사는 놀라며 지금까지 있었던 대장의 폴리프가 거의 사라졌다고 하였다. 3년 전 피로가 심해서 진단을 받은 결과 대장에 큰 종양이 있어서 화이버

스코프를 사용해서 세 개 절단했는데 그 다음 해에 서너 개가 새로 생겨서 담당 의사의 말에 따라 결과를 지켜보기로 했던 것이다.

상태가 나쁘면 이번 검사 결과에 따라 수술을 받게 될지도 모르겠다고 각오를 하고 있었다. 그런데 그 폴리프가 하나밖에 남지 않았고 그것도 아주 작은 것이었다. 게다가 그 밖의 검사 수치는 모두 정상치로 회복하고 있었다. 몇 년 전부터 좀 높았던 혈당치도 정상이었다.

단언할 수는 없지만 다른 약품은 하나도 먹지 않았기 때문에 이 과즙의 효과라고 생각하고 있다.

또한 양팔에 있었던 노인반도 연해졌다.

자연치유력에 의해 면역과 신경, 호르몬의 균형이 정상화됨으로써 체질이 개선되었다. 그 결과 백혈구의 효능이 촉진되어 폴리프도 사라졌다고 생각한다.

12

변비와 치질에도
뛰어난 효과

_ **오리하라 히로시** 사이타마 현, 보험대리점 경영, 55세

이전부터 변비와 치질로 많이 고민하고 있었
다. 치질은 특히 추운 겨울에 통증이 심하고 추운
장소에서 계속 서 있거나 앉아 있으면 아주 힘들었
다. 또 독한 술은 치질에도 안 좋은 것 같다. 통증
과 동반하는 출혈 때문에도 고생이 심했다.

모린다 시트리폴리아의 과즙은 친구가 권하는
대로 아침, 저녁에 30밀리리터씩 마셨는데 한 달
정도 지났을 때였다. 모르는 사이에 통증도 출혈도

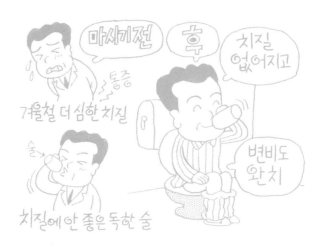

없어지고 변비까지 완치되었다.

　그때 이래 5개월 가까이 계속 마시고 있다. 위스키나 소주를 마셔도 이전처럼 악화되는 일도 없고 쾌적하다. 그 전에는 알로에나 프로폴리스 등, 여러 가지 식품을 시도해 보았는데 치질에는 효과가 없었다. 이 과즙은 다른 과즙처럼 마시기에 아주 좋았다. 면역능력을 높이거나 세포를 활성화한다고 들은 적이 있는데 혈액순환도 좋아지기 때문에 치질에도 효과가 있는 것이 아닌가 생각한다.

　모린다 시트리폴리아는 혈액순환을 원활하게 하며 변비를 개선하기 때문에 치질에도 효과가 있다고 생각한다.

13

아이의 천식과
남편의 혈당치에 효과

_ 아베 노리코 도쿄, 주부

우리 집에는 아들이 세 명 있다.

작년10월 하순의 일이다. 당시 초등학교 1학년과 6학년의 아들이 밤에 잠을 자는데 기침을 심하게 하여 병원에 가 보았다.

1학년인 아들은 마이코프라즈마폐렴이라는 진단을 받았다. 학교를 1주일 쉬고 그 후에 계속 통원치료를 했으나 상태는 별로 나아지지 않았다.

6학년인 아들은 기관지천식이었다. 가슴에서

소리가 나는 기침 때문에 밤에 잠을 자주 깨기도 했다.

그런 가운데 작년 12월 중순이 되어 친구가 모린다 시트리 폴리아의 과즙을 추천해 주었다.

처음에는 이런 과즙을 마시고 개선될 거라고는 생각할 수도 없었는데 일단 한 병 마셔 보니 1학년 아들은 1주일 정도 전혀 기침을 하지 않았다.

한편 큰아들은 혼자서 근처에 있는 시댁에 자주 놀러 가는데 시어머니가 아주 놀라셨다고 한다. 그때까지는 놀러 오는 것은 반가웠으나 밤에 기침을 하는 모습이 너무 힘들어 보여서 걱

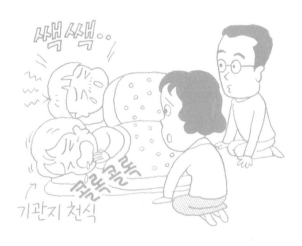

정을 아주 많이 하였는데 1월에 들어서는 갑자기 기침을 안 하게 되었다고 하시며

❝아니!? 어떻게 한 거야? 전혀 기침이 안 나잖아! ❞

하고 놀라실 정도였다.

모린다 시트리폴리아 덕이라는 것을 알게 된 시부모님도 이 과즙을 마시기 시작했다. 시아버지는 81세, 시어머니는 75세이다. 특히 시아버지는 이전에는 몸이 약했는데 감기도 안 걸리고 동네의 노인회 모임 때에 "올해는 독감이 유행인데 아베 씨가 평소와는 달리 제일 건강하네!"라고 부러움을 샀다고 한다.

여담인데 이 과즙은 찰상에도 좋은 것 같다. 요전 3학년 아들이 소프트볼을 연습하다 양쪽 무릎에 찰과상을 입었다.

소독하고 시험삼아 한쪽 무릎에만 과즙을 발랐는데 안 바른 다리의 무릎은 딱딱한 딱지가 생겼다. 반대로 과즙을 바른 무릎의 상처는 아프지도 않고 얇은 막 같은 것이 생기더니 확실히 빨리 나았다.

다음은 남편의 이야기이다. 작년(1998년) 6월 말 회사에서 실시하는 건강검진 결과 이상이 발견되어 병원에서 재검사를

한 결과 혈당치가 200 이상이 있어서 다른 수치도 안 좋고 2개월 정도 입원이 필요하다는 진단이 나왔다.

그렇다고 해도 일이 있기 때문에 바로 입원하지도 못하고 일단 약을 먹고 식사를 조심하면서 지냈다. 그 결과 4개월 후에 혈당치가 116까지 내렸다. 약 효과가 나타난 것이다.

그런데 새해를 맞이한 1월은 일이 바빠 무리하느라 혈당치가 180까지 올라가 버렸다. 병원의 약도 잘 먹고 있었고 식이요법 등의 노력한 보람도 없이 이렇게 되자 심한 무력감에 빠지게 되었다. 평생 이대로 약을 먹어야 하는가 생각하니까 허무한 기분마저 들었다.

마침 그때에 아들의 천식이 좋아졌기 때문에 남편에게도 이 과즙을 추천했다. 남편은 감귤류의 과즙 같은 것을 싫어해서 마시기를 조금 주저했다. 하지만 아이들과 함께 매일 아침, 저녁에 계속 마시도록 신신당부했다.

1월 말에는 병원의 약과 이 과즙을 병용했다. 그 결과 2월 말의 검사결과가 혈당치가 162까지 약 20포인트 내렸다.

그뿐만이 아니었다. 뇨산(尿酸) 수치가 7.2의 정상으로 회복하고 있었던 것이다. 다른 검사 수치도 모두 정상치 아니면 정상치에 가까운 상태였다. 그 전에는 없던 현상이었다.

몸무게에도 변화가 나타났다. 작년 6월까지의 몸무게는 84

킬로그램 전후였다. 당뇨병이라는 선고를 받은 이후 몇 개월에 걸쳐서 식사 제한을 해서 77킬로그램 정도가 되었다.

이 과즙을 마시기 시작하고 난 뒤에도 예전처럼 음식물은 고르지 않고 아무것이나 다 먹고 있었는데도 3월 말 현재의 몸무게는 75킬로그램이다. 다이어트를 기대한 것은 아니지만 몸 상태도 아주 좋다.

앞으로도 이 과즙을 계속 마시고자 생각하고 있다.

몸 상태를 정상으로 만드는 자연치유력이라는 효능에 의해 혈압이나 몸무게도 정상화되고 있음을 보여 준다.

14

고치기 어려운 병이라고 하는
교원병膠原病의 증상이 개선

_ **야마시타 요코** 가나가와 현, 70세

10여 년 전부터 교원병을 앓고 있다. 그래서 한
달에 한 번 정기적으로 병원에 가고 3개월에 한 번
은 정기검사를 받고 있다. 교원병이라는 진단을 받
고 이 병은 치료법도 없다는 이야기를 들었을 때
너무 괴로웠다. 지금도 매일 한손에 다 쥐지 못할
정도로 많은 약을 받고 있다.

여하튼 전신병이기 때문에 모든 기관의 상태
가 다 안 좋다. 레이놀증을 병발하고 있고 손발이

보라색이 될 정도로 혈액순환도 좋지 않고 말초 부분에는 냉증까지 있다. 지금까지 여러가지 건강법을 시도해 보면서 투병생활을 하고 있다.

모린다 시트리폴리아의 과즙은 시작한 지 아직 두 달밖에 안 되지만 손발의 혈액순환이 아주 좋아졌다. 혈액순환이 좋아지면 내장을 비롯해서 각 기관에도 좋지 않을까 생각해서 매일 약 90밀리리터 정도를 계속 마시고 있다. 약품이 아니라 건강주스이기 때문에 편한 마음으로 마시고 있지만 나도 모르는 사이에 피로감도 사라지고 힘이 나는 것 같다. 최근에는 식사도 맛있게 잘 하고 있다. 이전에는 건락성(乾酪性) 폐렴도 앓았었고 숨이 자주 가빴는데 이 과즙 때문인지 호흡이 아주 편하다. 게다가 요즘은 혈압도 아주 안정됐다.

과즙이 흐물흐물해서 마신 후에 거부감을 느꼈는데 요구르트랑 같이 먹으니까 맛있다. 친척(85세)에게도 추천했는데 폐렴에 걸린 후 몸의 기력이 떨어졌었는데 이 과즙을 마시기 시작하니까 힘이 나서 외출도 힘들지 않다고 했다. 요즘은 멀리 여행도 할 수 있게 되었다며 아주 기뻐하고 있다.

> 혈액의 흐름은 60조 개의 몸의 세포에 영양을 보내는 역할을 한다. 그러므로 혈액의 흐름을 원활하게 하면 많은 증상이 개선되는 것이다.

15

뇌경색의 증상이
극적으로 개선

_ 아라토 흐미에 사이타마 현, 주부

76세이신 나의 어머니는 뇌경색을 앓고 계셨는데 서서히 상태가 악화됐다. 쉽게 피로를 느끼고 심하면 아침에 일어나지도 못했다. 여동생이 와서 가끔 비파(枇杷) 뜸질을 해 주면 잠자리에서 일어날 수 있었는데, 요즘은 나른하다며 점심까지 누워 있는 날이 많아 어떻게 해야 할지, 앞으로 어떻게 되는 건지 걱정하고 있었다. 식욕도 많이 없었다. 그래도 계속 누워 있는 것을 방지하기 위해 비파 뜸

질을 계속하고 있었다. 산책도 못 나갈 뿐만 아니라 화장실에도
못 가기 때문에 기저귀를 하고 있을 정도였다.

하지만 어찌된 일인가. 모린다 시트리폴리아 과즙을 마신
지 이틀째 되는 날이었다. "몸이 따뜻해서 잘 잤다. 아침까지 푹
잘 수 있었다"고 하시는 것이었다.

그 후에도 이 과즙을 하루에 90~100밀리리터 정도 계속 마
신 결과 아침에 거뜬히 일어나게 되었고 식사도 혼자서 할 수 있
게 되었다. 본인도 "전에는 머리가 조금 아팠는데 아주 상쾌하
다"고 이야기하고 있다. 주위 사람이 보아도 눈에 힘이 나서 생
생한 얼굴이 되었고 목소리에도 힘이 났다.

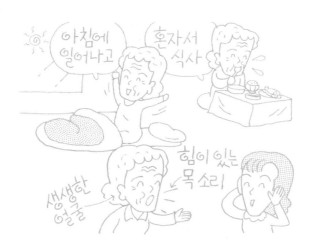

그뿐만 아니라 제정신이 들었다고 할까, 주의력과 기억이 되돌아온 것 같고 "지금까지 폐를 많이 끼친 것을 잘 알았다"는 이야기까지 하는 것이다. 마치 꿈 같다.

편히 걸어다닐 수 있게 되었고 이제 기저귀도 할 필요가 없다. 본인만이 아니라 간호하는 우리들에게 있어서도 매우 고마운 과즙이다.

정말로 기쁘다. 앞으로도 우리 가족은 계속 이 건강과즙을 마시려고 한다.

건강에 좋은 효과를 나타내는 모린다 시트리폴리아는 온몸에 오케스트라와 같은 기능을 한다.

16

뾰족한 방법이 없는 무릎 통증이
불과 나흘만에 치료!

_ **구리타 도시** 가나가와 현, 69세

5년 전부터 오른쪽 무릎과 왼쪽 팔꿈치가 아프기 시작했다. 그래서 삼리혈(三里穴)의 뜸자리에 쑥뜸을 해서 치료를 했더니 많이 좋아졌다.

작년 12월의 이야기이다. 망년회 때 다다미방에서 앉았다 일어났다 하면서 춤을 추었기 때문인지 갑자기 왼쪽 무릎이 아프기 시작했다. 이 통증이 날이 지남에 따라 점점 더 아프고 똑바로 걸어다닐 수 없게 되었다. 다리를 끄는 느낌으로 천천히 걸어도 왼쪽 무릎에 뻐걱뻐걱 소리가 났다. 똑바로 걸어다니지 못하는 내 모습을 보고 친구가 "게걸음 같다"며 농담을 하였지만 그 통증이란 말로 표현할 수 없을 정도였다. 외출하는 것도 귀찮았는데 일이 있으니까 어쩔 수 없었다. 그래서 곧 쑥뜸을 다시 해 보았지만 이번에는 통증이 사라지지 않았다.

그래서 왼쪽 무릎을 보호하기 위해 지팡이를 가지고 다니기로 했다. 그리고 '나이가 나이니까 이대로 무릎 통증과 같이 생활해야 되겠지' 하고 체념하고 있을 때 지인의 소개로 처음 만난 사람을 통해 모린다 시트리폴리아의 이야기를 들었다.

내가 딱한 모습으로 걷고 있는 것을 보고 그는 일 이야기가 끝나자 "구리타 씨, 무릎은 괜찮습니까? 좋은 것이 있습니다"라

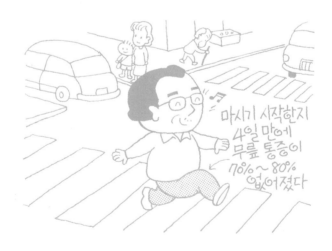

며 소개해 주었다.

그 이야기를 듣고 바로 과즙을 마시기 시작했더니 놀랍게도 나흘째부터 통증이 70~80% 사라졌다. 실로 놀라운 일이 아닐 수 없었다. 여태까지 여러가지 건강식품을 추천받아 시도해 보았는데 이렇게 즉효가 있는 것은 처음이었다. 들어 보니까 남미에서는 이 과실 나무를 '페인킬러트리(통증을 없애는 나무)'라고 한다. 그 이름에 완전히 공감한다. 여하튼 무릎이 아프면 움직이는 것도 힘들고 정신적으로도 우울하다. 그리고 이것은 다이어트에도 효과가 있었다.

똑바로 앉지 못했던 것도 이 과즙을 마시니까 똑바로 앉을 수 있게 되었고 계단도 쉽게 내려갈 수 있게 되었다. 또 전에는 횡단보도를 건널 때 신호가 파란색이 되기 전부터 건너기 시작하지 않으면 다 건너지 못하고 빨간불로 바뀌곤 했는데 지금은 똑바로 걸을 수 있게 되었기 때문에 길도 안심하며 건널 수 있다. 그리고 잠도 깊게 잘 수 있고 아침에도 상쾌한 기분으로 일어날 수 있다.

통증을 없애는 나무의 이름에 맞는 진통 작용은 모린다 시트리폴리아의 가장 큰 효과 중 하나이다. 게다가 부작용의 걱정도 없으므로 안심하고 사용할 수 있다.

17

아토피 삼형제

_ **고스게 가즈에** 가나가와 현, 주부

우리 집에는 초등학교 6학년인 아들과 1학년인 딸, 그리고 세 살 된 딸이 있다. 아들은 두 살 때부터 천식의 기색이 있었는데 그것이 좋아지면서 아토피가 되었고 아래의 딸들은 똑같이 두 살 때에 아토피성 피부염이 있어서 오랫동안 가려움에 시달리고 있었다.

딸들에는 스테로이드제의 경험도 있다. 깨끗이 다 나았다고 생각해서 약을 그만두자마자 전신에 심한 발진이 일어나 너무 가려워하고 아주 심각한 상태였다.

그때 이후 오염된 물 때문이라 생각하여 17만 엔이나 하는 정수기를 구입하여 음료수만이 아니라 목욕물까지 바꾼 적도 있다. 그 밖에 자소(우리나라의 깻잎처럼 생긴 풀) 잎의 크림도 발라 보았다. 이것은 보습성이 있는지 건조하지 않고 그때는 안 긁게 되는데 결과적으로는 개선되지 않았다.

또 1년 전부터는 매주 기공치료도 받았지만 개선되는 기미가 보이지 않았다. 그런 상황에서 나도 아이들도 지쳐 버렸다.

그런데 요전에 한 지인이 모린다 시트리폴리아라는 과실을 소개해 주었다. 처음에는 기껏해야 과실인데 무슨 대단한 효과가 있겠느냐며 반은 의심하고 있었는데 아이들이 마셔 줄 것 같아서 지푸라기라도 잡는 마음으로 시도해 보았다.

하루에 한 번, 30밀리리터 정도를 마시게 했다. 알아보니까 이 과즙은 외상이나 피부에도 좋을 것 같아서 눈에 띄는 부분에 자기 전 가제에 묻혀 붙였는데 다음날에 붉은 기가 사라졌다.

약간 얼얼하게 아픈 것 같았지만 바르는 약을 싫어하는 아이들이 왠지 이 과즙은 싫어하지 않아서 사흘 정도 계속해 보았더니 겉보기에도 알 수 있을 정도로 좋아졌다. 또 긁어 만든 상처도 딱지가 생기지 않고 호전되는 것 같았다.

그래도 가제로 넓은 범위에 붙이는 것은 힘들기 때문에 목욕한 뒤에 스프레이로 과즙을 뿜었다.

아직 이 과즙을 만난 지 한 달밖에 안 됐지만 밤에도 푹 잘 수 있게 되었다. 그때까지는 매일 밤 잠지라에 든 후에 아이 세 명이 동시에 북북 긁느라… 마치 합주단의 연주 같았다.

지금 현재는 매일 이 과즙을 마시고 있기 때문에 증상이 개선되었는지 환부에 직접 바른 것이 좋았는지 아니면 그 양쪽인지 모르겠지만 아주 좋아진 것은 사실이다.

정말로 놀라고 기쁘며 이 과즙과의 만남에 감사하고 있다.

아토피에 대해 스테로이드제를 사용해서 심한 부작용을 경험한 사람도 모린다 시트리폴리아로 치료하면서 부작용 없이 개선했다는 예를 많이 볼 수 있다.

18

6개월에 6킬로그램의
몸무게를 무리 없이 빼다

_ **와타나베 마리코** 가나가와 현, 주부

1998년 말부터 모린다 시트리폴리아의 과즙을 마시기 시작한 지 약 6개월이 지났다. 소개받았을 때 마침 감기로 몸이 불편해서 머리가 띵 아팠는데 이 과즙을 30밀리리터 정도 마신 결과 두통이 순식간에 사라졌다. 대단하다는 생각이 들어서 그때 이후 가족들이 모두 마시고 있다.

최근 몇 년 동안 몸무게도 안정되고 특별히 다른 건강식품을 섭취하거나 운동하는 일도 없었는데 체지방이 30%에서 26%로, 허리둘레가 70센티미터에서 63센티미터로 줄었다. 물론 매일 건강하게 식사도 잘하고 있다. 배와 엉덩이 주위의 살이 약간 빠진 것 같은데 특히 옛날 바지를 입으면 허리가 느슨해져서 나 혼자 기뻐하고 있다. 또 놀랍게도 기미도 엷어진 것 같다.

그 밖에도 왼발에 정맥류가 있어서 서서 일을 하면 아프고 혈관이 당기는 느낌이 있었는데 전에는 꽤 눈에 띄더니 요즘은 신경을 안 쓸 정도가 되었다.

무리한 다이어트는 건강을 해치고 요요현상을 초래하기 쉽지만 모린다 시트리폴리아를 이용한 자연스러운 다이어트는 안전하고 건강에도 도움이 되며 오래 계속할 수 있다.

19

임신중독증, 변비, 생리통 완전히 해소

노구치 사치에 아이치 현, 32세 주부

작년 10월에 출산한 주부이다. 임신중독증으로 출산 후 건강 상태가 안 좋아서 고생하고 있는데 친구의 소개로 모린다 시트리폴리아의 과즙을 마시기 시작했다. 손이 붓고 저려와 물건을 똑바로 잡을 수 없는 상태였고 서 있기가 힘들어 일어났다 누웠다 하는 생활을 계속하고 있었다.

아기를 봐야 하고 정신적으로도 힘들었기 때문에 친구의 권유대로 모린다 시트리폴리아 과즙을 한번 마셔 보기로 했다. 맨 처음에는 아침식사 전에 작은 컵에 반 잔 정도를 마셨는데 효과가 있다는 것을 알게 된 후부터는 잠 자기 전에도 마시고 있다.

확실히 변화를 느끼게 된 것은 올해 들어서라고 생각한다. 나도 모르는 사이에 변비가 나아지고 있었던 것이다. 원래 변비의 기색이 있어서 사흘에 한 번 변을 보면 좋은 편이고 그것이 보통이라고 생각하고 있었다.

임신중에는 건강한 사람도 변비가 생긴다고 하지만 나의 경우에는 임신중독까지 겹쳐서 더 심했다. 일주일 정도 변을 못 보는 것을 당연히 여길 정도였다.

그런데 모린다 시트리폴리아의 과즙을 마시기 시작한 지 4개월 정도 지났을 때 매일 아침에 변을 보게 되었다. 아주 기분이 좋았다. 손 저림과 부기도 사라져서 몸이 임신 전보다도 좋아졌다.

그뿐만 아니라 생리가 다시 시작됐을 때 이전에는 심했던 생리통이 없어져서 놀랐다.

변비가 없어지는 것은 모린다 시트리폴리아로 인해 장내의 선옥균이 늘어나기 때문이다. 그리고 면역력도 높아진다.

20

추간판 헤르니아의
심한 요통이 풀렸다

_ **에비하라 타카카즈** 아이치 현, 자영업, 38세

학창시절에 축구나 농구 등 과격한 운동을
많이 한 후유증으로 추간판 헤르니아의 아주 심한
요통으로 힘들어하고 있었다. 다시 말하면 스포츠
장애의 하나이다.

　2년 전에 허리의 통증이 심해 움직이지 못하게
되어 병원에서 검사를 한 결과 세 군데에 헤르니아
가 있어서 그 중 한 군데는 추간판의 쿠션이 찌부
러져 신경을 자극하고 있는 상태라는 것을 알았다.

학창시절부터 지병이었던 요통은 환절기인 초봄에 특히 심했고 안 좋은 상태가 계속되었다. 서서 하는 서비스업이기 때문에 허리에 피로가 쌓이기 쉽고 너무 힘들었다.

마모된 추간판의 쿠션은 재생되는 것이 아니기 때문에 평생 고쳐지지 않는다고 포기하고 있었다. 하지만 올해 봄은 이 심한 요통이 진정되어 치료하러 가는 일이 한 번도 없었다. 예년이면 육체적인 통증만이 아니라 치료를 받으면 경제적으로도 시간적으로도 타격이 컸었다.

모린다 시트리폴리아의 과즙이 통증에 좋다는 것을 친구한테 듣고 작년 10월 중순부터 마시게 되었는데 반년만에 요통에

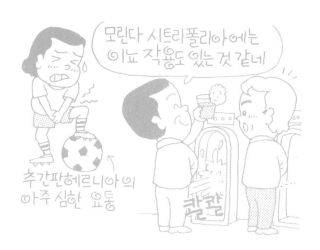

서 해방되고 정말로 편하다. 식전에 60밀리리터, 목욕 후에 60밀리리터씩 마시고 있다.

허리가 안 좋으면 하체에도 영향이 있어서 무릎도 아팠는데 그것도 한결 나아졌다.

모린다 시트리폴리아에는 이뇨작용도 있는 것 같다. 화장실에 가는 횟수가 늘어나고 양도 많아졌다. 몸 속에 있는 나쁜 것들이 빠져 나가고 있을지도 모르겠다.

사람들 중에는 이 과즙을 마시기 고약하다고 하는 사람도 있는 지만 얼음을 넣으면 잘 마실 수 있고 우유에 타면 맛있어서 아이들도 좋아한다.

요통 등의 통증에 모린다 시트리폴리아가 아주 효과가 있다는 것은 잘 알려지고 있다. 통증이 있는 사람은 꼭 시도해 보기 바란다.

21
꽃가루 알레르기도 없어지고
몸무게도 한 달에 4킬로그램 감소

_ **와타나베 히데오** 가나가와 현, 자영업, 52세

요 몇 년 동안 매년 꽃가루 알레르기 때문에 고민
하고 있었다. 눈이 빨갛게 되고 가렵고 콧물이 나
오고 아침에 일어나면 재채기가 계속 나온다.

올해도 이 귀찮은 꽃가루 알레르기 때문에 우
울했는데 어떤 사람의 추천으로 모린다 시티리폴
리아의 과즙을 마셔 보았더니 2주일만에 거짓말처
럼 증상이 딱 멈추었다.

아침, 점심으로 60밀리리터씩 마셨을 뿐이다.

코도 양쪽 다 잘 통하게 되고 눈이 빨개지지도 않았다. 정말 신기하다.

그뿐만 아니라 나의 경우는 다이어트 효과도 있었다. 모린다 시트리폴리아의 과즙을 마시기 시작해서 한 달 정도 지나고 허리띠 주위가 느슨해져서 몸무게를 재 보니까 4킬로그램이나 빠져 있었다. 키는 176센티이고 88킬로그램이었던 몸무게가 84킬로그램이 된 것이다.

나는 남자는 약간 살이 많은 것이 관록이 있어서 좋다는 생각을 갖고 있었기 때문에 특별히 다이어트를 한다는 생각은 없었다. 먹는 것도 운동도 평소와는 같았고 물론 몸무게가 빠지는 병에 걸린 것도 아니다.

변화라고 하면 모린다 시트리폴리아의 과즙을 마신 것뿐이기 때문에 그 효과라고 생각한다.

일본 사람의 30% 정도가 알레르기 증상이 있다고 한다. 그것이 모린다 시트리폴리아에 의해 개선되었다고 하니 알레르기로 고민하는 사람에게는 희소식이다.

22

혈당치가
놀랄 만큼 내렸다

_ **나카오 토시아키** 구마모토 현, 61세 이용사

5~6년 전부터 혈당치가 높아서 한때는 300 정도가 된 적도 있었다. 부모가 준 귀한 몸이라는 생각 때문에 수술은 하기 싫었고 가능하면 인슐린 등도 사용하지 않고 식이요법이나 운동으로 고칠 수 있는 방법을 모색해 왔다.

모린다 시트리폴리아의 과즙을 알게 된 것은 두 달 전이다. 당뇨에도 좋다고 해서 매일 아침 30 밀리리터씩 마셔 보았다. 그 결과 마시기 전에는

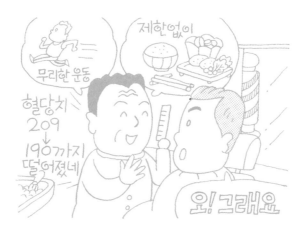

209였던 혈당치가 190까지 내려서 아내도 많이 기뻐하고 있다.

그것도 이 기간 동안은 특별한 식이요법이나 운동요법도 하지 않고 다만 이 과즙을 마셨을 뿐인데 말이다. 이 과즙의 효과라고는 생각이 든다. 이전에 시도한 식이요법이나 운동요법을 생각하면 믿을 수 없는 간단한 방법이다.

또한 이전과 비교하면 몸이 가벼워진 것 같고 피로를 못 느끼게 되었으며 지금은 너무나 만족하여 모린다 시트리폴리아의 과즙을 계속 마시고 있다.

모린다 시트리폴리아로 혈당치가 내려간 것은 자연치유력을 높이는 효능에 의한 것이다.

23

초등학교 4학년 아들의
천식이 2주일만에 개선

_ **하기와라 츠요코** 도쿄, 주부

우리집에는 두 명의 아이가 있는데 초등학교 4학년이 되는 큰아들은 두 살 때부터 천식이 심해서 한밤중에 가끔 발작을 하곤 했다. 심할 때에는 근처의 대학병원에 가서 아침까지 치료를 받을 때도 있었다.

천식은 옆에서 보고 있어도 정말로 괴로운 병이다. 할 수 있으면 대신해주고 싶다는 생각을 자주 할 정도이니 말이다. 컨디션이 나쁠 때는 학교도 쉴 정도로 괴로워했다. 온갖 건강식품을 이용해 보았지만 특별한 효과는 없었다.

그러던 중 작년 11월 중순에 모린다 시트리폴리아의 과즙을 만나게 되었다.

마침 천식이 심해지기 쉬운 겨울로 접어들 때였다. 반신반의하며 시험 삼아 매일 아침, 저녁으로 40밀리리터씩 마시게 한 결과 무려 나흘만에 상태가 좋아지기 시작했다. 2주일이 지날 때에는 증상이 완전히 가라앉았다

이전에는 학교에서도 체육시간에는 쉴 때가 많았고, 야구를 좋아하여 '파이타즈'라는 소년 소프트볼팀에 가입했는데 천식 때문에 그것도 제대로 할 수 없었다. 그러나 거짓말처럼 완쾌되어 지금은 좋아하는 소프트볼에 마음껏 열중할 수 있어서 정말로 다행이다.

실은 이 주스의 은혜를 받은 것은 아들만이 아니다. 나도 감기가 악화되어 폐렴으로 입원하게 되었다. 병원의 이야기로는 마이코프라즈마라는 세균 감염이 원인이라 아주 낫기 어렵다고 했다. 2주일의 입원 후 약을 많이 받아 퇴원했다.

의사 선생님한테는 죄송하지만 이 주스가 훨씬 나을 거라는 믿음이 있었기 때문에 집에서는 약을 안 먹고 아침, 저녁에 주스를 계속 마셨다.

그 결과 열흘 후 병원에서 검사를 한 결과 깨끗하게 완치되어 있었다. 정말로 신기하다고밖에 이야기할 수가 없다. 이 주스를 만나게 되어 정말로 기쁘고 자연의 은혜에 감사할 따름이다.

24

부부의 꽃가루 알레르기가
경이적으로 개선

_ **마츠다 모리오** 사이타마 현, 회사 사장, 51세

최근에 모린다 시트리폴리아의 주스를 마시기 시작하게 되었다. 매일 술잔으로 한 잔씩 아침, 저녁으로 마시고 있다. 걸쭉한 느낌이 효소와 같은 것이라고 생각해서 특별히 선입관 없이 마시기 시작했다.

실은 나도 남편도 꽃가루 알레르기인데 올해도 역시 증상이 나타났다. 나는 2년 전부터 꽃가루로 인한 알레르기가 생기기 시작했다.

되도록 약을 안 먹고 점비약을 쓰고 있지만 눈이 아파져서 할 수 없이 병원에 갈까 생각하고 있었다.

그런 증상이 불과 사흘만에 거의 사라졌다. 그 뿐만 아니라 활력이 전체적으로 건강이 나아졌는지 온몸에 활력이 생겼다.

아내의 경우는 나보다 알레르기를 오래 앓아서인지 증상이 좋아하는 데 2주일 정도 걸린 것 같지만 뜻밖에 여러가지 다른 부분에서 효능이 나타났다. 아침에 거뜬히 일어날 수 있게 되었고 최근에는 피부도 좋아진 것 같다고 기뻐하고 있다.

남국의 과실이 원료라고 들었는데 칵테일을 마시는 것 같은 느낌이 아주 좋다.

25

요통, 변비가 해소되어
피로감을 거의 느끼지 않아

_ **마르야마 요시히로** 오오사카, 회사원, 38세

나는 컴퓨터 프로그래머이다. 긴 시간 앉아서
밤 늦게까지 일을 할 때가 많은데 작년 요통을 앓
게 되었다. 엉덩이의 오른쪽에 쥐가 난 것 같은 통
증이 있었다.

　　모린다 시트리폴리아 주스의 설명회에 참가하
기도 하고 그 효능을 주위 사람들로부터 익히 들은
터라 나도 올해(1999년)부터 반 컵 정도를 매일 아
침에 한 번 꾸준히 마셔 보았다.

그러자 2주일만에 엉덩이의 뻐근함과 허리의 통증이 완전히 사라졌다. 그리고 변비도 거의 없어졌다. 옛날부터 1주일에 한 두 번 정도밖에 변을 못 봤는데 이것을 마시기 시작한 뒤에는 매일 아침에 정기적으로 나오게 되었다.

덕분에 기분좋게 일할 수 있고 조금 무리를 해도 체력의 회복이 빨라서 피곤하지 않다. 지금도 반 컵 정도를 매일 마시고 있다. 꼭 많은 사람에게 권하고 싶은 음료이다.

26

끈질기던 비염이
1주일만에 가라앉다

_ **이와마 신고** 홋카이도, 36세

친구의 소개를 받아 작년 12월부터 모린다 시트리폴리아의 주스를 계속 마시고 있다.

모린다 시트리폴리아를 마시기 전에는 1년 내내 비염 때문에 휴지를 놓을 수 없었다. 그러던 것이 마시기 시작하고 1주일만에 콧물이 가라앉았다. 매년 겨울마다 감기 때문에 고생이 심했는데 올해는 감기에도 안 걸리고 지내고 있다.

아버지한테도 추천했는데 똑같이 감기에 안

걸리게 되었다고 한다.

이 주스를 만나게 돼서 코가 상쾌해지고 일도 신나게 하게
되었다.

나는 실은 청각에 장애가 있다.

전국의 장애자 여러분, 몸의 컨디션에 고민하는 여러분. 이
주스를 마시고 힘을 냅시다!

27

아침에 잘 일어날 수 있고,
딸의 급성 발열에도 파워 충실

_ **가와즈미 사토루** 사이타마 현, 세탁업, 30세

11월 말부터 모린다 시트리폴리아의 주스를 마시기 시작했다.

처음에는 특별한 변화를 느끼지 못했다. 그러나 마시기 열흘째 되는 날부터 아침에 잘 일어날 수 있게 되어 알람시계가 필요하지 않을 정도가 되었다. 심야까지 일을 해도 아침에는 6시에 기상할 수 있다. 하루에 서너 시간만 자도 괜찮아져 놀라운 파워를 실감하고 있다.

1년에 두세 번 정도는 꼭 감기에 걸렸었는데 올해는 감기에 안 걸리고 그냥 넘어가서 '이건 정말 대단하다'고 생각해서 아버지에게 보내 드렸다. 아버지(57세)는 간장이 안 좋고 혈압도 높은데 이 주스를 드신 후 혈압이 2주일만에 172에서 152로 내렸다고 한다. 그리고 술을 마셔도 숙취가 없어졌다고 한다.

신기한 일은 아직 더 있다. 두 살 되는 딸이 올해 들어서 감기에 걸려 열이 났다. 한밤중에 일어난 일이어서 할 수 없이 수분 섭취를 위해 오렌지주스에 이 주스를 섞어서 마시게 했더니 38.5도의 열이 다음날에는 평열로 내리고 있었다.

평상시에는 한 번 감기에 걸리면 1주일 정도는 유치원도 못 갈 정도로 앓았는데 빠르게 회복해서 놀랐다. 그래도 '우연이겠지' 생각하고 있었는데 약 한 달이 지났을 때 또 열이 나 이 주스를 마시게 했더니 바로 열이 내렸다. 역시 이 주스가 효과가 있었구나 하고 감동했다.

아내도 이 주스의 덕을 본 경험이 있다. 칼로 왼손의 엄지손가락을 잘못해 베어서 피가 똑똑 흘러 나왔는데 시험 삼아 베인 상처에 이 주스를 발라 보았더니 그렇게 많이 나오던 피가 멈추었다. 그 후 붕대를 자주 바꿔서 이 주스를 계속 발랐더니 이틀 정도 되자 딱지도 없이 베인 상처가 깨끗이 나았다.

28

손가락의 저림이 가라앉고
지병의 부정맥도 가라앉았다

_ **교한 노리코** 지바 현, 주부

이전부터 오른손 엄지 손가락이 저려서 혈액 순환이 잘 안 되는 것이 아닌가 하는 마음뿐 명확한 원인을 알지 못해서 고민하고 있었다.

주위에서 보면 '겨우 손가락 하나 정도는 아무것도 아니다'고 생각할지도 모르겠는데, 나는 오른손잡이이기 때문에 연필도 잡기 힘들고 글을 쓰는 것도 귀찮아서 아주 불편했다.

병원에서 약을 주겠다고 이야기했는데 나는

약은 먹기는 싫었다. 왜냐하면 출산 후에 감염증에 걸린 적이 있어서 고열과 두통이 계속되었고 그때에 아주 독한 약이 누적되어 피곤하면 부정맥이 나오게 되었다. 그때 이후는 약의 부작용이 무서워서 되도록이면 약 먹기를 멀리하였다.

그래서 자연약인 이 모린다 시트리폴리아의 주스를 아주 흥미를 가지고 마시기 시작했다.

매일 아침에 한 번 30밀리리터씩 계속 마셨더니 저림이 많이 없어지고 2주일 정도 지나니까 완전히 가라앉았다. 모르는 사이에 저림이 없어졌다는 느낌이다.

마시기 시작한 지 한 달 이상 지나서는 이전에는 가끔 일어난 부정맥도 없고 아주 컨디션이 좋다. 특히 피곤할 때는 단숨에 마시는 것이 좋은 것 같다. 반 컵 정도를 단숨에 마시면 아주 힘이 난다.

건강을 위해서도 정신적으로도 아주 플러스가 되는 주스라고 생각한다.

29

고혈압이 개선되고,
생리통도 가라앉았다

_ **우시쿠보** 사아타마 현, 주부

고혈압증이기 때문에 강압제를 하루에 한
번 마시고 있다. 원인은 출산 때에 임신중독증을
앓아서 그 후유증 때문인지 컨디션이 계속 안 좋
다.

　1년 전의 일이다. 몸이 안 좋고 멍한 느낌이 들
어 병원에 가 보았더니 혈압이 높다는 결과가 나왔
다. 약을 먹어도 혈압이 겨우 170~90 정도까지밖
에 안 내렸다.

그런데 모린다 시트리폴리아의 주스를 마시기 시작한 지 약 한 달이 지나자 혈압이 150~75가 되었다. 약을 먹어도 이렇게 내린 적은 없었다.

하루에 한 번 매일 아침에만 마시고 있는데 생리통도 가라앉고 배의 통증도 아주 편하게 되었다.

또 감기를 걸려도 여태까지는 2, 3주일은 콧물이 나오고 쉽게 안 나았는데 회복력이 빠르고 증상도 가벼운 것 같다.

주스 이외에는 특별한 건강관리를 하지 않기 때문에 이 주스의 효과를 제대로 보고 있다는 생각이 들었다.

30

어머니의 화상, 딸의 여드름,
숙모의 갱년기장해에 효과

_ **아리타 히데노리** 아이치 현, 건설회사 사장, 44세

모린다 시트리폴리아의 주스를 온 가족이
마시고 있는데 좀 전에 78세 되신 어머니가 뜨거운
냄비에 엄지 손가락과 집게 손가락의 등에 길이 6
센티미터에 걸쳐서 화상을 입었다.

이 주스는 찰과상이나 화상에도 효과가 있다
고 듣고 있었기 때문에 과즙을 묻혀서 붕대를 감아
놓았다.

새빨간 화상으로 물집이 생기고 얼얼해서 고

통스러워하셨는데 통증도 가라앉고 그날 밤은 편히 잘 수 있었다고 한다.

그 후는 가끔 붕대를 바꿔서 바르고 있었는데 다음날에는 물집도 사라지고 사흘째에는 화상의 자국이 말끔히 사라졌다.

그런 경험 때문에 딸의 여드름에도 발라 보았더니 2, 3일 만에 여드름이 꽤 줄어들었다.

숙모가 갱년기장애라고 해서 한 병 나누어 주었더니 2주일 만에 좋아져서 기뻐하고 있다.

31

가려움과
통증에 큰 도움

_**고바야시 마유미** 효오고 현, 회사원

이야기는 작년 8월로 거슬러 올라간다.

교통사고를 당해서 중상을 입었다. 대퇴골의
개방 골절, 견갑골의 분쇄 골절, 왼팔의 탈구 골절,
왼쪽 갈비뼈의 골절 등, 정말 잘도 살아 있었다고
할 정도의 큰 상처를 입고 병원에 옮겨져서 정신을
차렸을 때는 침대 위에 누워 있었다.

10월 말에는 퇴원했는데 12월에 들어가서 감
염증(MRSA)에 걸려서 재입원하게 되었다.

듣기로는 개방 골절의 경우는 세균이 붙기 쉽다고 하며 항생물질을 점적투여하기도 했다. 항생물질을 떨어뜨리자 바로 두드러기가 일었는데 두드러기 약을 먹으면서 계속 투여했다.

퇴원한 후도 두드러기가 계속 일었기 때문에 피부과에서 약을 받아 먹었더니 이번에는 위가 안 좋아지고 구역질이 나서 견딜 수 없었다.

모린다 시트리폴리아의 주스를 친구의 추천으로 마시기 시작한 것은 그때였다. 컵의 1/3 정도를 마시고 20분도 지나지 않아 구역질이 멈췄다.

다음날 아침에 일어났을 때에도 구역질이 났으므로 똑같이 마셨더니 역시 순간에 멈추어서 그 후는 약을 먹어도 구역질도 없고 위의 상태도 좋아졌다. 두드러기는 이 주스를 마신 날부터 사라지기 시작했다.

이것은 통증에도 좋은 것 같다. 퇴원 후 다리에 아주 심한 통증이 있었는데 이것도 마시기 시작한 지 6일만에 가라앉아 놀랐다. 이 주스를 권해준 친구에게 고마움을 전하고 싶다.

32

십이지장궤양의
통증이 사라졌다

_ **익명 희망** 사이타마 현, 주부

10년 전부터 십이지장을 앓고 그 후는 아무 증상도 없었는데 최근 명치의 주위에 통증이 있었다. 특히 배가 고플 때나 아침에 일어났을 때에 아픈데 의사는 스트레스 등으로 인해 재발한 것 같다는 진단을 내렸다.

반신반의하면서도 모린다 시트리폴리아 주스 60밀리리터 정도를 매일 아침에 계속 마셨더니 4, 5일만에 통증이 가라앉고 한 달 정도 되니까 완전히 사라졌다.

　마시기 시작한 것은 분명히 작년 12월 쯤이었다고 생각한다. 이미 3개월이 지났는데 그 후 전혀 통증은 없다.

　그밖에도 2년 정도 전에 '하시모토병'(만성갑상선염)이라는 진단을 받아 최근 또 목의 통증이 심해져서 눈으로 보아도 갑상선의 주위가 부어 있었다.

　통증은 이 주스를 마시기 시작한 지 4, 5일만에 가라앉았고 부기도 2주일만에 가라앉은 것을 눈으로도 확인할 수 있을 정도였다.

33

다리, 허리의 급성 통증에
뛰어난 효과

_ **익명 희망** 도쿄, 치과의사

지금 생각하면 꽤 전부터 좌골신경통과 같은 징
조가 있었다. 진통제를 먹고 참고 넘긴 것이 안 좋
았을지도 모르겠다.

아내와 함께 교토로 여행을 갔을 때의 일이다.
2월 하순이었기 때문에 아주 추운 날씨이었다. 호
텔에서 저녁식사를 할 때의 일이다. 저녁부터 다리
와 허리가 조금 아팠는데 식사중에 갑자기 넓적다
리의 뒷부분에 유연(柔軟) 운동을 했을 때와 같은

당기는 듯한 통증이 있어서 서지도 앉지도 못하게 되었다. 위를 보고 누워 있는 상태로 어떻게 할 수가 없었다.

사흘째에는 침대가 설치되어 있는 호텔의 자동차로 도쿄의 병원까지 옮겨져서 정형외과에서 정밀검사를 받았지만 원인을 알아낼 수 없었다. 다만 선골에 옛날의 상처로 이상이 있다고 해서 코르셋을 해서 안정시키고 있었다.

입원 사흘째 되던 날 한 친구가 모린다 시트리폴리아 주스를 가지고 왔다. 통증에 좋다고 해서 한 번에 60밀리리터 정도를 하루에 3, 4번 마셔 보았다. 솔직히 말해서 기대는 안 했는데 다음날에는 보행기를 이용해서 걸을 수 있게 되었다.

전날까지는 화장실에도 못 갈 정도이었지만 갑자기 힘이 나서 통증이 사라져가는 것을 실감했다. 진통제의 효과와는 전혀 다른 엄청난 파워이다.

입원한 지 반 달 정도 지나 일단 퇴원할 수 있었다. 퇴원 후에는 정체(整滯)치료를 받기도 하고 덕분에 컨디션을 조절해서 서서히 직장에 복귀했다.

특히 배가 고플 때에 이 주스를 마시면 조금씩 조금씩 땀이 나면서 혈액순환이 좋아지는 것을 느낀다. 그런 면에서 이 주스에는 몸을 따뜻하게 하는 성분이 있지 않을까 하는 생각이 든다.

34

궤양성 대장염의
증상이 개선

_ **이케다** 도쿄, 회사원, 41세

3년 정도 전부터 좀 컨디션이 안 좋다고 생각하고 있었다.

병원에서의 검사 결과 작년 4월에 궤양성 대장염이라는 진단을 받았다. 아시다시피 난치병이어서 의사로부터 "웬만해선 가라앉지 않을 것이다"는 말을 들어 큰 충격을 받았다.

복부에 팽만감이 느껴져 변이 마려워도 설사처럼 묽은 변이 조금 나오고 점액과 혈변이 나온다. 일을 하고 있어도 지치기 쉽고 힘이 안 났다.

질병과 평생 같이 살아가야 한다고 생각하니 우울한 나날의 연속이었다.

그러던 2월 어느 날이었다. 모린다 시트리폴리아의 주스를 추천 받아 곧바로 마시기 시작했다.

처음에는 30밀리리터 정도를 매일 밤에 마시고 4, 5일 지나서 60밀리리터 정도로 늘려서 하루에 세 번 정도 계속 마셨다.

나의 경우 갑자기 좋아진 것은 아니지만 마시기 시작한 지 20일 정도 지났을 때에 그때까지 있었던 혈변이 안 나오게 되었다. 점액의 양도 줄고 상태가 좋아졌다. 모르는 사이에 증상이 개선되고 있었던 것이다.

컨디션이 좋으면 정신적으로도 아주 편하다. 이 주스를 만나기 전에는 생각할 수 없는 변화이고 그저 놀라울 따름이다.

3월로 접어들면서 병원에서 검사가 있다고 해서 3, 4일 정도 안 마셨더니 또 원 상태로 되돌아 버렸기 때문에 검사가 끝난 후에 또 마시기 시작하니까 바로 좋아졌다.

병원의 검사로는 눈에 보이는 치료효과는 없었지만 앞에서 이야기한 것 같은 증상은 개선되어 아주 기쁘다. 이것도 이 주스의 덕분이라고 감사하고 있다.

Chapter 3

과학적 실험데이터로 치료효과가 증명

임상현장이나 연구기관에서
치료효과를 확인

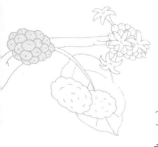

1장에서 소개했듯이 닐 솔로몬 박사가 정리
한 모린다 시트리폴리아의 이용자 8,000명 이상에
대한 치료결과에서 그 효과는 아주 폭넓고 효능도
놀랄 만큼 높다는 것이 밝혀졌다. 이에 관련해서
워싱턴 주의 의학박사 스티븐 홀 박사는 "그것 자
체가 많은 효능을 함유할 뿐만 아니라 다른 치료법
의 효과를 증대시키는 효능이 있다", "종래의 의료
과학으로는 치료할 수 없는 환자에 대해서도 그 힘
을 발휘한다"는 놀라운 사실을 발견했다고 언급하
고 있다.

또 "사용하고 있는 의약품의 효과를 증대시킨
다는 것과 의약품을 대신하는 치료법이 될 수 있다

는 것은 이 과실이 실로 귀중한 자연약이라는 불과 두 가지의 이유만으로도 귀중한 자연약임에 틀림없다”고 보고하고 있다.

그리고 모린다 시트리폴리아 효과의 주된 요인으로서 다음의 세 가지를 지적하고 있다.

① 다른 건강 보조식품이나 약물의 상승효과를 발휘한다.
② 병 예방에 널리 효과가 있으며 다른 항산화제와의 조합으로 최대의 효과를 발휘한다.
③ 동물에게도 효과가 있다.

이러한 홀 박사의 견해는 솔로몬 박사의 조사로 이용자의 78%가 긍정적인 반응을 보였다는 결과와도 일치한다.

캘리폴니아 주의 자연요법협회의 디렉터인 쉐크터 박사에 의하면 모린다 시트리폴리아의 전설적인 이용법 및 건강에의 효능을 입증하는 데이터는 아주 많으며, 하와이에서 전통적인 방법으로 치료를 하는 카흐나(치료하는 사람)들 사이에서는 몇천 년에 걸쳐서 전해지고 있다고 한다.

쉐크터 박사는 몇백 명이나 되는 환자의 치료에 모린다 시트리폴리아를 사용하고 있고 실로 폭넓은 질병에 대해 아주 큰 효과를 보인다는 것에 큰 감명을 받았다고 이야기하고 있다.

다음에 소개하는 것은 쉐크터 박사가 모린다 시트리폴리아에 관해 거행한 임상연구에 관한 중요한 데이터의 일부이다. 그는 다음과 같은 효과가 있다고 지적한다.

① 면역계에 있어서 T세포의 제조를 자극한다. T세포는 질병과 싸울 때에 중심적인 역할을 하는 세포이다.
② 인체가 가지고 태어난 방예수단에 있어서 지극히 중요한 역할을 지니는 마크로파지(대식세포)나 림프구를 포함한 면역계를 증강시킨다.
③ 여러 종류의 박테리아와 싸운다.
④ 독특한 진통효과를 지닌다.
⑤ 이상세포를 보다 정상으로 기능시킴으로써 전암기능과 암종양의 생장을 막는다.

또한 쉐크터 박사는 "임상치료의로서 나는 폭넓은 예방효과와 치료효능이 있는 모린다 시트리폴리아의 은혜를 널리 전파할 것이다"라고 언급하고 있다.

이러한 쉐크터 박사의 견해를 올바르게 이해하기 위해 여기서 면역세포의 림프구나 T세포에 대해 간단하게 해설하기로 한다.

면역계의 세포들은 우선 골수에서 조혈간세포로부터 만들어지고, 성숙하는 사이에 특유한 효능을 지니는 몇 개의 면역세포로 나뉘어 면역계라는 방예대가 편성된다. 이 면역계는 이물을 배제하는 방법의 차이에서 크게 세포성 면역과 체액성 면역으로 분류된다.

세포성 면역이란 면역세포가 이물을 직접 먹거나 바이러스에 감염된 세포나 암세포를 직접 공격해서 없애는 구조이다. 백혈병 중에서도 아래의 그림에 나오는 마크로 퍼지나 호중구, NK세포 등의 세포군이 이 면역을 담당하고 있다.

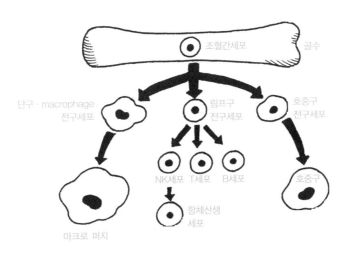

| 면역계의 세포 |

체액성 면역이란 항체라는 이물을 배제하는 시스템이지만 림프구의 일종인 T세포나 B세포가 이 면역을 담당하고 있다.

이렇게 면역계에 있어서 중심적인 역할을 지니는 것이 마크로 퍼지나 호중구, NK세포, T세포, B세포 등이지만 모린다 시트리폴리아에는 이들을 자극하고 활성화하는 효능이 있어서 그것으로 인해 면역기능을 강화해 준다는 것이다.

1992년에 식물과학의 저명한 전문가인 이자벨 아폿 박사는 모린다 시트리폴리아에는 당뇨병, 고혈압, 암 등에 대한 억제효과가 있으며 이는 충분히 평가될 만하다고 보고하고 있다.

또, 고혈압에 대한 효능은 모린다 시트리폴리아의 성분 중의 식물영양소(치유력을 지닌 영양분)가 관계하고 있다는 것, 메커니즘으로서는 성분의 하나인 스코폴레틴에 혈관을 확장하는 효능이 있다는 것이 1993년에 하와이 대학의 연구자들에 의해 확인되고 있다.

스코폴레틴은 우리들의 뇌에 편안함을 주고 뇌내 호르몬의 세로토닌과 밀접하게 관련하고 있다는 것도 밝혀져 있다.

또한 미국의 스탠포드 대학이나 캘리포니아 대학, 하와이 대학, 영국의 런던 유니온칼리지, 프랑스의 미트 대학 등 세계 각지의 연구기관에서도 모린다 시트리폴리아의 연구가 진행되고 있지만 이들 연구에서도 모린다 시트리폴리아가 고혈압의 개선에 효과가 있다는 것이 인정되고 있다.

멜리랜드의 개업의(開業醫) 모나 핼리슨 박사는 고혈압의 여성 환자가 모린다 시트리폴리아를 이용한 결과 혈압이 정상치가 되었다고 보고하고 있다. 이 여성의 혈압은 처음에는 위로 170, 아래로 100이었다. 그래서 박사는 종래의 치료법으로 혈압을 내리려고 했는데 기대한 만큼 효과가 없었다.

그런데 이 여성이 모린다 시트리폴리아를 두 달 동안 이용한 결과 혈압이 위로 130, 아래로 80의 정상치까지 내렸다. 이 여성은 그 후도 계속 이용했는데 9개월이 지난 지금도 혈압은 그대로 정상치라고 한다.

또 핼리슨 박사에 의하면 모린다 시트리폴리아에는 수면호르몬인 멜라토닌의 분비를 촉진하는 효능도 있다고 한다. 즉, 모린다 시트리폴리아에 의해 얻어지는 수많은 긍정적 결과는 뇌의 뒤쪽에 있는 송과체(松果體)의 활동을 촉진해서 수면이나 체온, 아니면 기분이나 배란 등의 조절에 관계하는 수면호르몬, 즉 멜라토닌의 분비를 돕고 심지어는 체내 에너지의 주기를 조절함으로써 초래되고 있다고 한다.

다음 쪽에 있는 그림은 뇌 속의 송과체의 위치를 가리킨 것이지만 여기서 멜라토닌이라는 수면에 관계된 호르몬이 분비되고 있다. 이 호르몬은 어두워지면 잠이 오게 하는 효능이 있어서 최근에는 시차병을 고치는 호르몬으로도 알려지고 있다.

　이것은 체내에서는 토리프트판이라는 아미노산에서 뇌내 호르몬의 셀로토닌을 거쳐서 합성되지만 햇빛을 받으면 합성이 더 촉진된다.

　모린다 시트리폴리아를 이용하면 숙면할 수 있는 것은 셀로토닌에서 수면호르몬인 멜라토닌의 합성이 촉진되기 때문이지만 모린다 시트리폴리아에는 수면제처럼 중독성이나 부작용의 걱정은 전혀 없다.

　그 밖에 모린다 시트리폴리아에는 혈당치를 안정시키고 월경통을 감소시키거나 전립선에 작용해서 야간의 남성의 배뇨를 적게 하는 효과도 확인되고 있다.

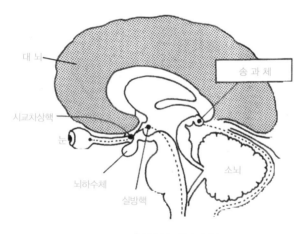

| 뇌의 구조와 송과체 |

치료 효과를
뒷받침하는 성분

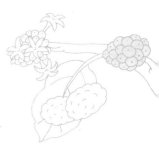

모린다 시트리폴리아에는 다음 도표에서도 확인되듯이 이미 50가지 이상의 다른 약효성 영양분이 함유되어 있다는 것이 많은 연구자들에 의해 확인되고 있다.

40년 이상에 걸쳐 젤로닌시스템 연구의 세계적 권위자로 알려져 있는 랄프 하이네키 박사는 모린다 시트리폴리아는 젤로닌알카로이드의 전생성 물질인 프로젤로닌을 몸에 충분히 공급함으로써 우리들의 몸이 본래 지니는 자연치유력을 증진시키는 효능을 하고 있다고 언급하고 있다.

박사에 의하면 이 젤로닌알카로이드가 지니는 여러 가지 기능의 하나로 우리들의 기분에 관계되는 엔돌핀이라는 뇌내 호르몬의 '좋은 기분' 수용체 단백질을 활성화하는 기능이 있다고 한다.

모린다 시트리폴리아를 이용해본 대부분의 사람이 기분이 좋아지고 활력이 생겼다고 보고하고 있지만 그것은 젤로닌알카로이드의 효능을 활성화하고 있기 때문이라고 한다.

모린다 시트리폴리아 이용자 8,000여 명의 조사에서도 79%의 사람이 충만감이 향상했다고 보고하고 있다.

건강에 문제가 있어서 불안감이나 스트레스로 고민하고 관절의 통증 등으로 마음이 가라앉은 사람이 모린다 시트리폴리아에 함유되는 프로젤로닌으로 인해 상쾌한 기분을 되찾고 건강을 회복했다는 보고도 있지만, 이것도 모린다 시트리폴리아의 효능을 생각하면 당연한 것으로서 이해할 수 있다.

예를 들면 캘리폴니아 주 스캇발리의 투자은행가 도노보지 레이저 씨는 모린다 시트리폴리아와의 만남에 대해 다음과 같이 이야기하고 있다.

66나는 건강 보조식품 리스트의 하나에 모린다 시트리폴리아를 더했는데 회복에 뛰어난 효과가 있었다. 모린다 시트리폴리아를 꾸준히 먹으면 통증은 의심할 것 없이 진정되고 이전보다도 자연스러운 마음으로 더 많은 일을

제로닌(Xeronine)
프로제로닌(Proxeronie)
프로제로나제(Proxeronase)
세로토닌(Serotonin)
남나칸달(Damnacanthal)
노르답나칸탈(Nordamnacanthal)
안트로비노즈(Anthraquinones)
카아테노이드(Caratenoidas)
모르딘(Morindine)
테르펜(Terpense)
식물성 스테롤(Plant Sterole)
시토르테롤(Sitosterol)
글리코사이드(Glycosides)
알자린(Alizarin)
어솔릭 산(Ursolic scid)
카프로익 산(Caproic acid)
글루코피라노즈 피에이
　(Glucopyranose PA)
세로토닌 선구(Serotonin precursors)
미량원소(Trace elements)
효소(Enzymes)
다량수용활성제(Multi-receptor)
메티오닌(Methionine)
이오류신(Isoleucine)
류신(Leucine)
리진(Lysine)
페니알라닌(Phenlylanine)
트레오닌(Threonine)
트립토판(Tryptophane)
발린(Valine)
히스타딘(Histadine)
스코포레틴(Scopoletin)

모린다디올(Morindadiol)
루비아딘(Rubiandin)
마그네슘(Magnesium)
탄산염(Carbonate)
단백질(Protein)
나트륨(Sodium)
비오플라보노이드(Bioflavonoids)
모린돈(Morindone)
소란지돌(Soranjidiol)
철분(Iron)
인(Phospate)
루바이딘 MME(Rubiadin MME)
아세틴 글루곱(Acetin GlucoP)
MM-MA-R 글루곱(MM-MA-R GlucoP)
카프리틱 산(Caprlyic acid)
아스페루로시드(Asperuloside)
비타민(Vitamins)
알카로이드(Alkalods)
카팍토(Cofactors)
키로루빈(Chlororubin)
알라닌(Alanine)
아르기닌(Arginie)
아스파르테이트(Aspartate)
시스테인(Cysteine)
시스틴(Cystine)
글리신(Glycine)
글루타메이트(Glutamate)
티로진(Tyrosine)
플로린(Proiline)
세린(Serine)

| 모린다 시트리폴리아의 유효 성분

성공시킬 수가 있었다. 피로가 많이 경감된 사실에는 놀랄 수밖에 없다. 이 모린다 시트리폴리아에 대해 알고 있는 내용을 사람들에게 이야기하고 싶어서 견딜 수 없다. 99

염증 억제,
항히스타민 작용

모린다 시트리폴리아는 염증 억제나 항히스타
민제로서도 아주 효과적이다. 의학 문헌에 의하면
관절염이나 관절의 활액포염 또는 알레르기를 스
코폴레틴을 함유하는 모린다 시트리폴리아로 치료
한 결과 성공했다는 예가 많이 보고되고 있다.

인디아나의 정형외과의 브로스 박사는 모린다
시트리폴리아 경험에 대해 다음과 같이 이야기하
고 있다.

66나는 모린다 시트리폴리아를 치료에 이
용하기 전에 먼저 나 자신에게 실험한 후 뛰어난
결과를 아주 많이 얻었다. 이전에는 요통 때문에

엎드려서 잘 수 없었는데 모린다 시트리폴리아는 이 고민을 완전히 해결해 준 것뿐만 아니라 왼쪽 어깨의 통증도 제거해 주었다. 게다가 몸의 활력이 향상하고 모린다 시트리폴리아를 이용해본 테니스 친목회의 친구들도 눈에 띄게 활력을 되찾았다. 〞

이러한 자기 자신의 경험으로 좋은 결과를 얻은 박사는 70명의 환자에게 모린다 시트리폴리아를 이용했는데 그 중 만성요통 환자 15명과 관절염의 통증을 호소하는 환자 8명은 통증을 완전히 잊었다고 한다.

천식 환자 3명도 모린다 시트리폴리아를 이용하기 시작한 결과 기침 증상이 아주 좋아졌을 뿐만 아니라 두 명의 환자는 손의 뻐근함이 하루만에 거의 사라졌다고 한다.

모린다 시트리폴리아를 이용한 사람의 69%가 계속해서 이용했지만 그들은 "모린다 시트리폴리아는 질환만이 아니라 생활까지 개선했다"고 이야기하고 있다.

미국에는 변형성 관절염을 앓고 있는 사람이 약 4,000만 명 있다고 하지만, 특히 여성에게 많은 이 질환은 아주 심한 통증을 유발한다. 이러한 통증을 20년 이상 앓아왔다는 어느 여성이 모린다 시트리폴리아를 이용한 결과 사흘만에 효과가 나타나 지팡이를 안 써도 통증도 없이 소파에서 일어나 방 끝까지 걸어갈 수 있었다고 한다.

모린다 시트리폴리아가 관절염 환자의 약 80%에 통증을 진정하는 효과를 발휘했다는 것이 확인되고 있다. 그 이유에 대해 하이네키 박사는 젤로닌에 의한 것이라고 생각하며, 쉐크터 박사는 몸의 자연치유력을 높임으로써 통증을 진정시킨다고 생각하고 있다.

어느 것이 제대로 된 의견일까. 실은 양쪽 다 제대로 된 의견을 내놓았다고 볼 수 있다. 왜냐하면 모린다 시트리폴리아에는 아직 밝혀지지 않고 있는 상승작용을 일으키면서 진통효과에 공헌하는 물질이 많이 함유되어 있는 것으로 추측되기 때문이다.

조금만 더 과학적으로 설명하면 모린다 시트리폴리아의 주요성분 젤로닌에는 통증을 일으키는 뇌기능을 정상화하는 효능이 있고 뇌내 호르몬의 엔돌핀 수용체에 작용하는 효능이 있는 것이다.

미국 FDA(식품의약품국)의 식품안전·응용영양학 자연식품센터의 연구자인 죠세프 베츠 박사는 모린다 시트리폴리아의 뿌리는 "진통효과 및 진정효과를 지닌다"고 보고하고 있다.

또 1995년 5월에 프랑스의 비아리츠에서 개최된 제2회 국

제피크노제놀 심포지엄에서는 프랑스 미트 대학의 약리학연구실이 진행한 연구결과로서 모린다 시트리폴리아에는 중추신경 진통효과가 있는 것이 확인되었다고 보고하고 있다. 그에 의하면 모린다 시트리폴리아에는 유산몰히네의 75%에 상당하는 효과가 있으며 중독성이 없다는 것도 확인되고 있다.

통증에 유효한 모린다 시트리폴리아는 전통적으로는 '진통 나무'나 '두통 나무'라고 불려 왔다고 하지만 쉐크터 박사는 1990년에는 "모린다 시트리폴리아의 추출물을 생쥐에 투여하자 복용량에 관련한 중추신경 진통작용이 뚜렷하게 확인되었다"는 것을 발견하고 있다. 그리고 여러 가지 원인으로 통증에 고생하는 많은 환자를 이 모린다 시트리폴리아를 이용하여 치료하고 있다.

"모린다 시트리폴리아의 진통작용에 유해한 성분은 없는가" 하는 의문에 대해서도 박사는 "모린다 시트리폴리아의 추출물에는 어떠한 독성도 확인되지 않았다"고 보고하고 있다.

미국 연구기관의
연구조사

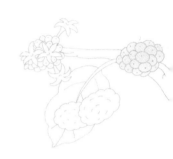

소화기계 및 심장의 질환대한 치료효과

1950년에 출판된 『퍼시픽 사이언스 저널』이 게재한 과학보고서에는 모린다 시트리폴리아에 관한 아주 흥미로운 기록이 있다.

가슨 박사는 모린다 시트리폴리아에 함유된 안트라키논(아주 쓴 성분)이 포도구균에 의한 심장 감염이나 적리균에 대해 효과를 발휘하는 것을 공표하고 있다.

분명히 이 안트라키논이라는 성분은 소화기계 전체의 활동을 자극하고 다량으로 필요한 분비액이나 효소, 그리고 담즙의 유동을 촉진할 뿐만 아니라 진통작용도 있어서 암치료의 보조식품으로서도 효과를 발휘한다는 것이 확인되고 있다. 이것은 모린다 시트리폴리아의 이용자 8,000명 이상을 조사한 결과 89% 이상이 소화기관의 질환에서 해방되고 80% 이상이 심장질환에 회복의 징조를 볼 수 있었다는 사실과도 일치한다.

소화기관에 대한 효과는 셀로토닌의 작용에 의한 것이라는 의견도 있다. 그에 의하면 셀로토닌의 작용을 받는 수용체는 뇌 내뿐만이 아니라 체내의 도처에 있고 특히 밀집하고 있는 부분이 뇌가 아니라 소장이라는 것이다. 그러면 모린다 시트리폴리아를 이용함으로써 장의 효능이 활성화되기도 한다.

또 유타주의 미생물학자 로버트 양 박사는 효모균이나 균류는 그들이 갖고 있는 독성에 의해서만이 아니라 세포 내의 산성도가 높아져도 질병을 일으키기 쉽다는 것을 발견했다. 이에 대해 모린다 시트리폴리아에는 체내의 페허(pH, 산성도), 즉 수소이온지수의 균형을 조절하는 효능이 있다고 보고하고 있다.

암에 대한 치료효과

모린다 시트리폴리아에 함유되어 있는 식물영양소의 상승

작용에는 이상세포(즉 질병의 세포)가 정상으로 기능하게 하는 작용, 즉 '아다프토겐'이라고 하는 정상화작용이 있다는 것이 명백해졌다.

　미국 암연구협회의 제83, 84, 85회의 각 연차대회에서 모린다 시트리폴리아를 의료목적으로 이용한 경우에 있어서 중요한 연구결과가 발표되었다.

　특히 1992년 캘리포니아 주 산디에고의 83회 대회에서는 하와이 주 호놀룰루의 존 반즈 의학학교의 병리학·약리학부의

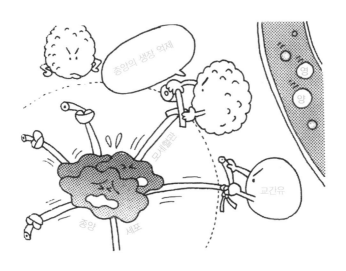

| 혈관을 파괴하는 종양의 생장 억제 |

연구자들이 역사적인 발표를 하였다. 그 내용은 그 후 『미국 암 연구협회회보』에 「생쥐의 복강 내에 이식된 루이스페암종에 대한 모린다 시트리폴리아의 항암작용」으로 정리되었다.

이것을 요약하면 모린다 시트리폴리아에는 암세포의 증식을 억제하는 효능이 있다는 것이지만 모린다 시트리폴리아를 주입한 생쥐는 주입하지 않은 생쥐에 비해 105~123% 오래 살았다. 이 연구는 몇 번에 걸쳐서 반복되었지만 암을 앓은 생쥐의 수명을 두드러지게 연장하는 효능이 있다는 것이 확인된 것이다.

또한 모린다 시트리폴리아가 일반에 알려지고 있는 항암제 아드리아미틴이나 오플오로우라실, 아니면 항종양성 알카로이드 등과 함께 투여되면 생존기간이 연장되는 것도 밝혀졌다.

『캔서 레터(암보고집)』에 의하면 일본의 게이오 대학과 생물의과학회는 모린다 시트리폴리아에서 담나칸솔이라는 새로운 성분을 분리하는 데 성공하고 있다. 이 성분에는 유전자 레벨로 세포의 증식을 억제하는 효능이 있고 암세포를 정상적인 건강한 세포로 다시 만들 수 있다고 보고하고 있다.

1994년에 아니 히라즈미 의사들이 『약리학회저널』에서 「모린다 시트리폴리아의 폐암 생쥐에 있어서의 항암작용」에 대해 보고하고 있다.

그 1년 전에 히라마츠 토키노리 씨와 기타 일본인 연구자 세 명은 『캔서 레터』 중에서 500종 이상의 식물에서 추출한 성분을 조사한 결과 모린다 시트리폴리아에 함유되는 식물학영양소의 담나칸솔에 암세포에 대한 억제작용이 있다는 것이 명확하게 되었다고 보고하고 있다.

핼리슨 박사의 한 여성 환자는 체액과다로 인해 부기가 있었다. 거기서 그녀를 담당한 종양학자가 복강액을 제거했는데 그 속에서 암세포를 발견했다. 그래서 모린다 시트리폴리아를 일주일간 복용하게 한 결과 그 환자의 복강의 부기가 현저하게 빠졌다. 복강액을 검사한 결과 암세포는 발견되지 않았다.

이 일에 대해서 쥬다 포크맨 박사의 하버드 대학에서의 연구결과에서 살펴보면 모린다 시트리폴리아에는 종양세포에의 혈액의 흐름을 적게 함으로써 종양세포를 억제하는 효능이 있는 미량영양소와 상승작용하는 가능성이 있다고 생각한다.

같은 모양의 메커니즘은 상어의 간유(肝油)에 대해서도 가정되고 있고 그 성분의 하나인 스쿠알렌이라는 성분은 뇌종양에 영양을 보내는 혈관을 파괴함으로써 종양의 생장을 억제하여 실험용 라트의 수명을 연장시키는 것이 증명되고 있다.

이 일은 존스 홉킨스 의과대학의 헨리 블렘 박사에 의해 발표되고 그리고 1997년에는 미네소타 주 네오폴리스에서 거행

된 미국 신경외과의협회(神經外科醫協會)의 학회에서는 헨리 블렘 박사와 알란 실 박사가 추시 확인한 결과를 발표하고 있다.

이 원리는 하버드 대학 의학부의 M.J. 포크맨 교수에 의해 제창된 유명한 이론으로 1960년에 발표되었다. 암세포의 생장을 저지하기 위해서는 암세포에 영양을 보내는 "새로운 혈관의 형성을 저지하는 데 있다"고 한다.

또한 그것으로 인해 정상세포가 영향을 받는 일은 없을 뿐더러 암세포만 없어져 부작용의 걱정은 전혀 없다는 것도 밝혀져 있다.

그리고 그것을 위해 제일 유효한 것은 상어의 연골(軟骨)이라고 박사는 보고하고 있지만 모린다 시트리폴리아에도 비슷한 작용이 있어서 암세포만 억제되고 정상세포는 전혀 상하지 않는다. 물론 항암제에서 볼 수 있는 부작용의 걱정도 전혀 없다.

대체의료에 있어서 기대되고 있는 조건은 사람에 대해 안전하고 부작용이 없으며 치료효과가 높다는 것이지만, 모린다 시트리폴리아는 이 조건을 충분히 만족시켜 주기 때문에 바로 대체의료에 잘 맞는 자연약의 챔피언이라고 해도 틀림없다.

모린다 시트리폴리아에 대해 연구해 온 게이
오 대학 이공학부 생화학 담당교수인 우메자와 가
즈오 박사는 생화학 전문의이라는 입장에서 암을
연구하려고 하고 있었다. 박사는 암세포가 정상세
포에서 변화하고 점점 번식하는 것은 발암유전자
가 관계하고 있기 때문이라고 생각해서 이것을 억
제하는 효능이 있는 천연물을 식물이나 곰팡이에
서 검색한다는 연구계획을 개시했다.

거기서 정상세포가 암유전자(특히 K-ras-RSK)
로 인해 암세포로 변하는 것에 대해 그 효능을 저
지하는 천연물을 찾으려고 했던 것이다. 수백 가지
의 식물과 곰팡이를 조사한 결과 유일하게 효력이

있었던 것이 모린다 시트리폴리아였던 것이다.

실제로 우메자와 교수는 연구담당의 히라마츠 씨와 함께 500가지 이상의 남국산 식물의 추출엑스를 계통적으로 분류해서 그 효과를 확인한다는 고난이도의 연구를 계속했는데 그 결과물이 바로 모린다 시트리폴리아였다.

그것이 인연이 되어 그 후 히라마츠 씨는 미국에 건너가 모린다 시트리폴리아의 연구에 몰두하고 있다.

암세포는 우리 몸의 60조 개의 정상세포에서 발암인자로 인해 암세포로 변이하지만 대부분은 미소암의 상태로 면역세포의 공격으로 소멸하는 상태가 반복된다.

그런데 면역력이 저하하면 이들 미소암이 증식하여 급속도로 확대하게 되어 암이라는 진단을 받는 상태가 된다. 이 상태가 되기까지의 기간은 사람마다 차이가 있지만 평균 5년에서 10년이 걸린다.

정상세포가 암세포로 변이하는 직접적 원인으로서는 영양의 불균형, 스트레스, 농산물의 오염이나 식품첨가물, 환경호르몬 등으로 생각된다. 그것들이 활성산소를 유발해서 발암유전자를 인출하고 활성화시킴으로써 정상세포가 직접적으로 암화된다는 것이 밝혀졌다.

게이오 대학의 우메자와 교수들은 이러한 발암유전자의 효능을 억제함으로써 암세포를 다시 정상세포로 되돌리게 하는 천연물이 없을까를 연구했다. 그렇게 해서 발견된 것이 이미 언급했듯이 타히티 산의 식물 모린다 시트리폴리아의 과실이고 그 중에 함유되는 담나칸솔이라는 성분이었던 것이다.

이 성분은 이미 1980년대에 그 구조가 밝혀졌으며 예쁜 노란색을 나타내는 염색 성분으로서 알려지고 있었을 뿐이다.

우메자와 교수들은 발암유전자의 K-ras-RSK가 사람의 암 발생에 평균 25%나 관계하고 있다는 것을 알아냈다. 그 중에서도 췌장암의 경우에는 66%, 대장암의 경우에는 50%라는 높은 비율로 관계하고 있다는 것이 밝혀졌다. 이 암유전자를 억제하는 유일한 성분이 담나칸솔이며 그것을 다량 포함하고 있는 것이 모린다 시트리폴리아이다.

이러한 연구결과는 모린다 시트리폴리아가 임상연구로 암환자의 회복에 뛰어난 효과를 나타내는 사실을 이론적으로 뒷받침한다. 모린다 시트리폴리아에 의한 암의 치료 메커니즘이 해명됨으로써 이 치료법은 보다 확실한 것으로 평가받게 되었다.

게이오 대학의 우메자와 교수들에 의한 연구성과는 세계적으로 유명한 전문지 『켄서 레터』에서도 다루어졌다(1993년, 73호).

우메자와 교수들이 실시한 쥐 실험에서는 암세포를 이식한 쥐를 두 그룹으로 나누어 한 그룹에는 보통의 먹이를 주고 다른 한 그룹에는 모린다 시트리폴리아의 성분을 넣은 먹이를 주고 비교했다. 그 결과 모린다 시트리폴리아의 성분인 담나칸솔을 준 쥐의 연명률이 최고로 130~140%까지 연장되는 것이 확인되었다.

1994년에는 A. 히라이즈미 씨와 세 명의 동료도 약리학저널에 「폐암의 쥐에 볼 수 있는 모린다 시트리폴리아의 항암작용」이라고 하는 논문을 발표하고 있다.

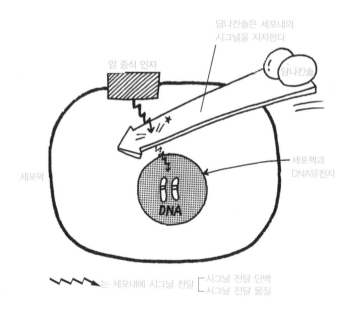

발암 시스템 담나칸탈

특히 『캔서 레터』라는 암의 연구에 관해서는 세계적으로 권위 있는 정보지에 우메자와 교수들의 연구결과가 게재됨으로써 모린다 시트리폴리아에 대한 신뢰도는 더 확실하여졌다. 이렇게 해서 그 약효 해명에는 일본인 연구자도 크게 공헌하고 있기 때문에 일본 사람들이 친밀감을 갖게 되고 받아들이기 쉬운 것이라고 생각한다.

모린다 시트리폴리아의 성분 중의 하나인 담나칸솔은 유기화학에서는 안트라키논화합물이라고 하는 것이지만 특히 모린다 시트리폴리아에 포함되는 안트라키논에는 소화기계통 전체의 활동을 자극해서 다량에 필요한 분비물이나 효소, 담즙 등의 유동을 촉진할 뿐만 아니라 진통작용도 있어서 암치료를 할 때의 보조식품으로서도 효과가 있다.

또한 이 성분은 모린다 시트리폴리아에 함유되는 천연성분으로 인간의 손으로 합성된 것이 아니기 때문에 부작용의 염려도 없다는 것이 밝혀지고 있다.

이 모린다 시트리폴리아는 2000년 이상에 걸쳐 이용된 역사가 있고 화학성분이 분석되었으며 임상의학으로 인해 치료효과가 확인되고 있다. 게다가 일본의 연구자로 인해 암세포를 정상화한다는 생리효과의 메커니즘까지 해명되고 있고, 부작용의 걱정이 없어 환자에 대해 안전하다는 등의 많은 조건을 구비한 모린다 시트리폴리아는 신세기 대체의료의 챔피언이라고 해도 과언이 아닌 것이다.

　일본에서는 오늘날 생활습관병이 국민의 건강에 더욱더 위협을 주고 있는 실정이다. 이러한 때에 타히티 산 모린다 시트리폴리아가 언제까지나 우리 건강의 강한 아군으로서 남십자성처럼 빛났으면 하는 소망을 갖고 있는 사람은 나만이 아닐 것이다.

모린다 시트리폴리아의
폭넓은 치료효과

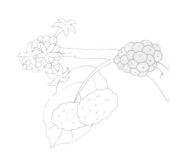

면역시스템의 증강과 항암작용

    1994년에 하와이 대학의 존 A. 밤스교에 근무하는 과학자 연구팀은 암세포(로이스 랑암)에 감염된 쥐를 이용한 실험으로 모린다 시트리폴리아의 항암작용을 실험한 결과, 우메자와 교수들과 똑같은 생명 연장 효과를 확인할 수 있었다.

    즉 모린다 시트리폴리아를 투여하지 않았던 쥐들의 그룹은 9~12일만에 사망한 데 비해 모린다 시트리폴리아를 투여한 그룹의 쥐들 중 거의 절반이 50일 이상 살았다. 평균적으로 모린다 시트리폴리아를 투여한 쥐는 투여하지 않았던 그룹보다도 105~123% 오래 살았다. 이 실험을 몇 번 반복했는데 항상 같은 결과가 나왔다고 한다.

모린다 시트리폴리아의 연구에 관계한 모든 과학자들이나 의학자들이 이 식물에는 면역력을 높이는 효능이 있다고 결론 짓고 있지만, 이 실험을 통해서도 모린다 시트리폴리아에 마크로 퍼지와 같이 면역효과를 갖는 림프구를 생산하는 능력을 높여서 면역작용을 강화한다는 작용이 있다는 것이 확인되었던 것이다.

그 밖에 모린다 시트리폴리아의 항균성이나 살균효과의 특성에 대해서도 많은 연구 보고가 있다. 지금까지는 항생물질로 세균을 막으려고 해 왔는데 결과는 반대로 내성균을 증식한다는 등의 문제가 생겼고, 앞으로는 항생물질을 사용해도 거의 효력을 기대하지 못하는 상태이다.

그래서 주목받은 것이 모린다 시트리폴리아가 갖는 뛰어난 항균작용이다. 이미 미생물인 세균(박테리아) 중에서도 시드모나스균이나 포도상구균, 아니면 대장균이나 살모네라균 등과 같은 병원균에 대해 그 증식을 억제하는 효능이 있다는 것, 그리고 우리들의 장 속에 있는 비히스스균이나 유산균 등의 선옥균의 감소를 막고 악옥균의 증식을 억제하는 효능이 있다는 것이 밝혀졌다.

이것은 모린다 시트리폴리아가 고대부터 건강을 증강시켜 전염병에 대항할 수 있는 면역력을 길러주는 것으로 이용된 사실이나 모린다 시트리폴리아로 상처를 치료하면 빨리 낫는다는 것, 독감 등의 강력한 감염증도 고칠 수 있다는 등의 효과로 널리 알려졌다는 사실을 통해서도 알 수 있다.

즉 모린다 시트리폴리아에는 면역시스템이 낮을 때에 그것을 높이는 효능이 있는 것이다.

그 메커니즘에 대해서 상세하게 해명이 된 것은 아니지만 모린다 시트리폴리아에 함유된 여러가지 성분이 상승적인 효력을 나타내 원하는 치유효과를 나타내고 있는 것이 아닌가 하고 연구자들은 추측하고 있다.

지금까지의 수많은 연구를 통해서 모린다 시트리폴리아가 나타내는 효과의 하나로서 아다프토겐(적응력제)의 효력이 지적되고 있다. 즉 모린다 시트리폴리아는 몸 속에서 세포가 이상한 작용을 하고 있는 장소에 가서 그것을 정상 상태로 되돌아가게 협조한다. 예를 들면 모린다 시트리폴리아에는 손상되어 있는 세포의 기능이나 세포를 재생하여 면역계통을 강화하는 효능이 있다는 것도 밝혀졌다.

또한 모린다 시트리폴리아는 세포 레벨로 몸에 작용하기 때문에 실로 여러가지 증상에 유효하다는 것도 명백해졌다.

예를 들면 모린다 시트리폴리아는 피부감염에, 특히 부분적으로 사용되었을 때에 효과가 있고 부스럼이나 몇 가지의 여드름에도 효과가 있다. 항생물질로 여드름 치료를 받고 있었던 환자들이 모린다 시트리폴리아를 이용하기 시작한 결과 항생물질을 사용하지 않아도 좋아졌다는 예가 많이 있다.

단순습진, 수두, 대상포진, 단구증가증(單球增加症) 등을 일으키는 포진바이러스에 고민하는 사람들이 늘어나고 있는 현재, 모린다 시트리폴리아로 개선할 수 있다는 것은 정말로 다행스런 일이다.

감염증 이외에 주로 면역불균형의 유형으로서 들 수 있는 것이 알레르기이다. 알레르기는 면역계가 너무 조심스러워져 나타나기도 하고, 꽃가루나 비듬, 먼지나 식품 아니면 진드기 등 본래 무시해야 하는 물질에 대해서 지나치게 반응해서 나타나기도 한다.

이러한 알레르기에도 모린다 시트리폴리아는 유효하게 작용한다. 그것은 면역계가 갖고 있는 유해한 것과 무해한 것을 식별하는 능력을 증진하는 효능에 의한 것이라고 이해되고 있다.

모린다 시트리폴리아의 이용자 중에는 "올해 봄은 꽃가루 알레르기가 안 나타났다"는 사람도 많이 있고 식물알레르기가 해소되었다는 예도 자주 있는 것은 그 때문이라고 생각한다.

　식물학의 권위자 이사벨 아봇 박사는 이미 1952년에 모린다 시트리폴리아의 치료효과로서 당뇨병, 고혈압, 암의 억제를 들고 있다. 그 중에서도 고혈압을 치료하는 것은 모린다 시트리폴리아의 식물영양소(치료작용이 있는 영양소) 중 어느 성분일까. 그것은 바로 스코폴레틴이라는 성분이다.

　이 스코폴레틴은 1993년에 하와이 대학의 연구자들이 처음으로 분리에 성공했는데 그 작용으로서는 수축한 혈관을 넓히는 효과가 있다는 것이 알려져 있다.

　그것으로 인해 심장은 수축된 가는 혈관에 무리하게 혈액을 보낼 필요가 없으므로 혈압이 정상이 되고 심장의 소모가 그만큼 가벼워지는 것이다.

　그런데 동물실험에 의하면 스코폴레틴은 정상의 혈압도 꽤 낮은 상태까지 내리게 한다는 문제도 있다.

　이에 대해 모린다 시트리폴리아의 경우는 스코폴레틴 이외의 식물영양소와의 상승효과로 인해 고혈압을 정상치까지 내리게 해도 그 이하로 내리게 하지 않는다는 것이 지금까지의 임상 결과에서 밝혀졌다.

　1955년에 단 봔 호 박사는 모린다 시트리폴리아의 추출액을 써서 임상실험을 했다. 그것에 의하면 추출액을 이용한 환자 58명 중 81%의 환자의 혈압이 내렸는데 부작용은 없었다.

1970년에 모린다 시트리폴리아 뿌리의 추출액에는 마취를 한 개의 혈압을 내리는 효과가 있다는 것도 밝혀졌다. 그 밖에 많은 문헌에서 모린다 시트리폴리아에는 혈압을 내리게 하는 작용이 있다는 것이 보고되고 있다.

폴리네시아의 사람들은 1500~2000년 이전부터 모린다 시트리폴리아를 '진통 나무'라든지 '두통 나무'라고 불렀는데 이것은 혈압을 내려서 두통을 진정시키는 효과를 알고 있었기 때문이라고 생각한다.

진통효과

모린다 시트리폴리아는 만성적인 통증을 감소시킨다고 알려지고 있지만 현재의 마취의학에서 많이 볼 수 있는 부작용은 전혀 없다.

전통적으로도 관절염이나 만성적인 요통, 아니면 골절에 관한 통증 등에 이용되어 왔는데, 강력한 진통제처럼 졸음을 일으키는 일이 없고 도리어 전신에 힘이 난다고 한다.

1990년에 프랑스의 과학자팀이 모린다 시트리폴리아 뿌리의 추출액에 진통효과가 있다는 것을 밝혔는데 이 연구로 인해 모린다 시트리폴리아가 진통효과를 증가시키는 중추신경 시스템에 작용해서 활성화시킨다는 것을 알았다.

체내에너지 증강 작용과 정신안정 효과

모린다 시트리폴리아에 관한 일반적인 효과로서 체내에너지의 증강과 건강에 대한 안도감이 있다. 1993년에 하와이 대학의 연구원이 모린다 시트리폴리아에 포함되는 성분의 대부분이 셀로토닌과 관련되어 있다는 것을 발견했다.

셀로토닌은 혈소판에서 발견된 물질이지만 '무드인자'라고 불리기도 한다. 그것은 뇌내에서 셀로토닌의 효능이 낮아지면 만성적인 우울상태나 자살충동, 아니면 불안장해나 알콜중독 등에 빠지는 우려가 많기 때문이다.

모린다 시트리폴리아에 정신안정 효과가 있는 것은 이러한 셀로토닌의 효능을 발휘하기 때문이라고 생각할 수 있다.

　　모린다 시트리폴리아는 효과가 높은 항균약으로서도 이용
되어 왔다. 1950년에 하와이의 과학자팀이 어느 정도의 항균성
분이 있는가를 조사하기 위해 잘 익은 모린다 시트리폴리아의
과실과 덜 익은 모린다 시트리폴리아의 과실을 비교해 보았다.

　　그 결과 익은 모린다 시트리폴리아의 과실은 여덟 가지 계
통의 박테리아에 효과가 있다는 것을 알아 냈다.

　　이렇게 모린다 시트리폴리아에는 실로 폭넓은 치료효과가
있는 것이 밝혀졌지만 마지막으로 한 가지 덧붙이고 싶은 중요
한 사실이 있다. 그것은 모린다 시트리폴리아를 복용하거나 외
용한 경우 타히티 산의 모린다 시트리폴리아가 가장 뛰어난 효
과를 발휘한다는 것이다.

Chapter 4

모린다 시트리폴리아 이용법

현지 사람들은
이렇게 **이용**해 왔다

타히티 사람들은 폴리네시아계 민족의 역사, 문화의 영향을 받았으며 2000년 전부터 남태평양의 섬들에서 생활해 왔다. 그 섬들의 토지는 화산활동에 의한 특유의 새빨간 땅이다.

첫장에서도 소개했듯이 이 섬의 여성을 빛나는 바다의 빛 속에 나체상의 모습으로 그린 사람이 바로 프랑스의 화가 폴 고갱이다. 고갱은 자신이 자란 북유럽의 코펜하겐이나 생활 터전이었던 파리의 회색 세계와는 완전히 다른 녹색의 나무와 붉은색의 대지, 푸른 바다가 어우러져 있는 타히티에서 최고의 예술적 감동을 받은 것이다.

고갱의 뒤를 이어 그 후 타히티를 세계에 소개

한 것이 바로 모린다 시트리폴리아이다. 모린다 시트리폴리아는 폴리네시아 사람들에게 2000년 전부터 건강이나 염색, 아니면 식용으로서 이용된 것은 1장에서도 소개한 바 있다.

　모린다 시트리폴리아는 폴리네시아어로 '노니'라고 부르는데 하와이에서는 '하와이안 노니'라고 부르고 있으며, 타히티의 노니는 '타히티안 노니'라고 불러 구별하고 있다.

　특히 타히티안 노니가 주목받게 된 것은 폴리네시아라는 화산성의 토지와 기후라는 자연조건의 혜택을 받은 타히티의 섬들에 자생함으로써 질, 양 둘 다 하와이 산과는 다른 내용을 가지게 되었기 때문이라고 한다.

　타히티 산의 모린다 시트리폴리아는 초기처리로서 그 과실을 농축 상태로 해서 출하하는데, 현재는 타히티의 최대산업이 되고 있다.

　더군다나 모린다 시트리폴리아는 1년 내내 꽃이 피며 동시에 익은 과실도 딸 수 있다는 신기한 성질을 갖고 있기 때문에 수확도 얼마든지 할 수 있는 것이다.

　타히티 섬의 위치를 좀 더 정확하게 표시하면 서경 151도, 남위 17도이고 폴리네시아 군도의 하나이다. 프랑스의 영토인 폴리네시아는 118개의 크고작은 섬들로 이루어져 있으며 총면적은 2,530평방미터이고 일본의 돗토리 현 정도의 크기이다.

인구는 약 20만 명이고, 수도가 있는 타히티 섬은 일본의 아와지 섬의 두 배 정도이다. 가운데에 해발 2,241미터의 올로나 산이 우뚝 솟아 있고 타히티, 느히라는 두 개의 화산섬으로 형성되어 있다. 마치 일본의 하치죠 섬과 비슷한 형태이다.

일본과는 9,600킬로미터 떨어져 있고 비행기로 11시간 걸린다. 호주의 경제권에 속해 있으며, 섬 주민들은 회를 즐겨 먹는다.

수도의 인구는 25,000명인데 구미계나 아시아계의 혼혈이 많아져 순수한 타히티인은 10% 정도밖에 안 된다고 한다.

신이 주신 선물로서 아름다운 남태평양의 자연에서 만들어진 세기의 자연약 모린다 시트리폴리아가 현지의 '카흐나(치료사)'들이나 섬의 의사들에 의해 어떠한 증상에 사용되고 왔는지에 대해서 허브 연구자 알렉산더 디토마 씨가 그 용법을 망라한 리스트를 공표하였다.

또한 닐 솔로몬 박사는 고도의 의료기술을 가지고 있는 임상의들의 이야기를 듣고 그것을 리스트에 정리하고 있다. 박사에 의하면 수많은 질병에 모린다 시트리폴리아를 사용한 풍부한 경험이 있는 임상의들은 어떻게 하면 암조직이 정상화되고 마크로파지와 림프구의 활동을 활성화시키고 흉선의 제어를 도와서 관절염의 증상을 억제할 수 있는지 설명해 주었다고 한다.

그들에 의하면 모린다 시트리폴리아에는 스트레스 해소를 돕는 효과도 있다고 한다. 예를 들면 스콧 가슨 의사는 자기 자신이 모린다 시트리폴리아의 약효의 도움을 받았는데 특히 시간적 중압감, 즉 어떤 일을 기한에 맞춰야 할 때 오는 스트레스를 이 과실로 효과를 보았다고 한다.

이것은 앞에서 몇 번 소개한 8,000명 이상의 모린다 시트리폴리아 사용자를 대상으로 실시한 솔로몬 박사의 조사로 71% 이상이 모린다 시트리폴리아를 이용한 후에 스트레스에 잘 대응할 수 있게 되었다고 대답하고 있는 것과도 일치한다.

현대사회에 있어서 생활습관병이 증가하는 원인의 하나로서 식사문제 다음에 스트레스가 제기되고 있다. 영국에서도 신경안정제나 수면제를 복용하는 사람이 최근에 부쩍 증가하고 있어서 사회적인 문제가 되고 있는데, 그 중의 하나는 부작용으로 인해 다른 질병을 증폭시키는 것이다.

물론 이것은 영국에서만의 이야기가 아니라 일본을 포함한 다른 많은 선진국가에 해당된다. 최근의 자료에 의하면 일본에 자살한 사람의 숫자가 3만 명을 넘고 자살에 실패한 사람도 그 다섯 배에 이른다고 하며 그 수는 계속 증가하고 있다고 한다.

부작용의 걱정이 없는 모린다 시트리폴리아를 이용하면 이러한 현상을 저지하는 데 큰 도움이 될 수 있다는 것을 솔로몬 박사의 조사를 통해 알 수 있다.

대체의학에
도입하기 위해서는

이미 언급했듯이 미국에서는 대체의학을 현대
의학의 치료를 대신하는 치료법으로서 도입하려는
시도가 꾸준히 시도되고 있다. 거기에서는 사람의
몸에 해가 없고 부작용이 없으며, 치료효과는 높고
치료비는 싸며 인공이 아닌 천연의 자연약이어야
한다는 생각이 강하게 요구되어 왔다. 그 결과 대
체의료를 요구하는 사람들이 현대의료를 요구하는
사람들보다 많아진 것이다.

일본에서도 최근 대체의학 학회가 설립되었
다. 그 내용에는 동양의학에서 아로마세라피에 이
르기까지 폭넓게 포함되어 있다.

유럽에서는 허브가 옛날부터 사람에게 해가

없으며 효과를 가지고 있는 것으로서 인정되어 왔고, 또 최근 프랑스에서도 허브의 정유를 쓴 아로마세라피가 인기를 모으고 있다. 독일에서는 전통적인 레호룸 식품이 자연약으로 널리 이용되고 있다.

또 중국에서는 서양의학과 중의학이 대학에서도 함께 병행, 학습되고 있고 인도에서는 전통적인 아유르베다와 서양의학이 공존하고 있다.

일본은 메이지 이래 서양의학에만 의존하고 있어서 자연약에 대한 이해가 충분하지 않았다. 그러나 세계의 흐름이 자연약의 연구를 중시하게 된 현재, 의료의 시스템에도 변화가 필요하게 된 것이다.

그러한 가운데 폭넓고 높은 임상결과를 얻고 있으며, 그 치료 메커니즘의 대부분이 과학적으로 해명되고 있는 모린다 시트리폴리아의 등장은 아주 시의적절하다고 할 수 있다.

이 모린다 시트리폴리아로 인해 현대의학의 치료 효율성이 높아진다는 것만이 아니라 임상현장에 있어서 수많은 치료 결과를 볼 수 있고, 부작용도 거의 없어서 안심하고 사용할 수 있다. 그리고 그 효과가 비교적 빨리 실감할 수 있다는 것도 좋은 점이다.

여기서 생활습관병에 대해 조금 언급해 보자. 일본에서는 후생성의 지시로 지금까지 성인병이라고 불리던 것을 생활습관병이라고 바꿔 부르기로 했다. 그것은 생활습관을 고침으로써 생활습관병의 예방에 노력하면 환자의 건강도 유지할 수 있고 환자의 수도 줄일 수 있다고 생각했기 때문이다.

이는 현재 의료비에 대한 국민의 부담이 견딜 수 없는 상태까지 이르렀으며, 국민들에게 건강관리의 중요성을 환기시켜야 할 필요성이 커졌다는 의미로 이해할 수 있다.

현재 65세 이상에서 두 명 중 한 명은 몸의 한 부분이 생활

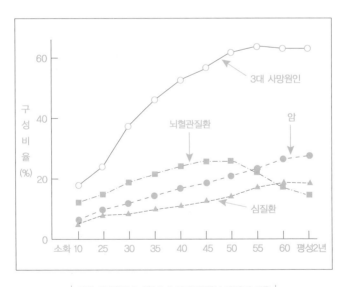

전체 사망원인에 대한 3대 성인병(생활습관병)의 비율

습관병으로 인해 불편한 상태이다. 그 환자 수를 병명과 함께 보면 고혈압 환자 약 2,000만 명, 골다공증 환자 약 1,000만 명, 관절염 환자 약 300만 명, 치매환자가 약 200만 명, 암 환자 약 300만 명, 치질 환자가 약 4,000만 명이라고 한다.

사망률로 본 일본인의 3대 성인병은 1위가 암이고 2위가 심질환, 그리고 3위가 뇌혈관질환이다.

이 질환은 3대 성인병이라고 불려 왔는데 일본인 사망원인의 60%를 차지한다. 앞의 그림은 그 비율을 나타낸 것이다.

이 3대 성인병(생활습관병)이란 어떤 질병인가를 간단하게 설명하기로 한다.

암이란

우리들의 몸은 약 60조 개의 세포로 형성되어 있다. 이 세포는 일정한 규칙에 의해 항상 낡은 세포가 새 세포로 교체되고 있다. 그런데 이것이 어느 날 갑자기 반란을 일으켜 무제한으로 증식하는 세포가 발생하는 경우가 있다. 이것이 암세포라고 하는 것이고 이 현상에는 활성산소가 관계되어 있다.

우리 몸의 60조 개의 세포에는 각각 산소를 에너지로 바꾸는 작은 발전소(미트콘드리아)가 있다. 거기서 그 산소의 2% 정도가 산업폐기물에 상당하는 활성이 강한 산소로 변화한다. 이것이 활성산소라고 하는 것이다.

산소가 공기에 20% 이상 함유되면 우리들의 몸에 해를 끼치게 된다. 1956년에 미국의 네브라스카 대학의 P. 하만 박사는 "암이나 동맥경화 등의 성인병은 활성산소와 깊은 관련이 있다"고 발표한 바 있다. 그 후 활성산소는 자외선이나 스트레스, 허혈이나 담배 아니면 배기가스나 환경호르몬에 의해 발생한다는 것이 밝혀졌다.

요즘에는 누구나 세포의 핵 속에 암이 되는 유전자(DNA)가 있다는 것을 알게 되었다. 이 암 유전자는 하나의 세포의 염색체 속에 50개나 있고 활성산소라고 하는 프리라지칼에 의해 뿔뿔이 절단되면 다른 세포에 작용해서 암화를 촉진한다.

그런데 발암한 세포의 미소암은 통상은 면역이라는 기능이 작용해서 배제되는데, 노화 등으로 면역력이 떨어지면 암세포가 증강하는 것을 막지 못하는 것이다.

검사에 의해 발견되는 암세포는 약 1그램 정도의 크기인데 30번의 분열이 필요하며 그것은 10년 이상 걸린다고 한다. 하지만 이것이 더 성장해서 1킬로그램이 되는 데에는 기하급수적으로 가속해서 수년으로 단축된다.

우리는 암유전자를 각성시키는 이니시에터, 이상화한 세포를 암화시키는 프로모터라고 하는 발암촉진물질은 활성산소를 발생한다는 것도 알게 되었다. 스트레스도 암을 발생시키는 큰 요인이 되는 것도 밝혀지고 있다. 이러한 사실은 1991년 노벨상 학자에 의해 보고되었다.

결국 암의 발생은 면역력이 약해지는 것이 큰 원인이 된다. 따라서 모린다 시트리폴리아의 면역세포를 강화하는 효능이 이러한 암의 발생을 막고 치유하는 데에도 큰 도움이 되는 것이다.

심근증이란

심질환의 대표라고 하는 허혈성심질환은 심장의 동맥경화가 원인이다. 그로 인해 혈관이 좁아져서 혈액의 흐름이 원활하지 못한 상태를 협심증이라고 부른다.

또 이 혈관에 피의 덩어리가 막히면 혈류가 나빠지고 산소의 공급이 어려워져서 그 결과 세포는 파괴되고 사멸한다. 이것을 심근경색증이라고 한다. 이들 심질환은 강한 통증을 일으킨다.

심근경색은 부정맥이나 충격이 동시에 일어나면 환자의

50~80%가 사망하는 위험성이 높은 질환이다.

　뇌졸중은 뇌혈관질환의 대표적인 질병이다.

　이 질환의 원인은 동맥경화인데, 동맥경화는 콜레스테롤이나 고혈압이 그 원인이라고 알려져 왔다. 최근에는 콜레스테롤이 활성산소로 인해 산화되고 과산화콜레스테롤이 되면 마크로퍼지(대식세포)라는 면역세포(백혈구의 일종)가 이것을 먹고 혈관벽에 그 사체를 부착시키는 것이 원인이 된다고 알려졌다.

　이 동맥경화로 인해 좁아진 혈관에 혈액의 덩어리가 막혀서 혈류가 나빠지면 그 세포는 사멸하게 된다. 이것을 뇌혈전 또는 뇌경색이라고 부른다.

　또 동맥경화로 인해 혈관의 일부가 팽창하면 동맥류가 된다. 혈관이 파열해서 뇌내에서 출혈이 일어나는 것을 뇌출혈이라고 하며 이것이 지주막과 뇌 사이에서 출혈한 경우를 지주막하 출혈이라고 한다.

　뇌내의 이러한 질환은 죽음은 면할 수 있을지 몰라 언어장해나 반신불수 등의 장애를 가져오는 경우를 많이 볼 수 있기 때문에 무척 조심해야 하는 질환이다.

심질환이나 죄졸중은 양쪽 다 혈관이 가늘어지거나 혈관 벽의 탄력이 떨어지는 것도 관계되어 있는데 모린다 시트리폴리아에는 혈관을 넓혀서 피의 흐름을 원활하게 하는 효능이 있고 또 세포의 재생을 촉진하기 때문에 아주 뛰어난 효과를 나타낸다.

모린다 시트리폴리아는
왜 효능이 있는가

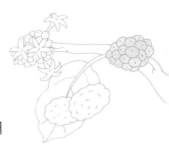

지금까지 모린다 시트리폴리아에 대해 여러 각도에서 살펴 보았는데 여기서 다시 한번 모린다 시트리폴리아에 포함되는 50가지의 유효성분을 생각해 보자(103쪽 참조). 거기서 처음에 나오는 것이 젤로토닌, 다음에 프로젤로닌과 그 분해효소인 프로젤로이네스, 셀로토닌, 그리고 담나칸솔이 따른다.

그런데 지금까지의 현대의학은 이러한 하나 하나의 성분에 어떠한 작용이 있는가 밝히고 그 치료결과를 밝혀 내야 한다고 생각해 왔다. 한편, 동양의학으로서 중의학이나 한의학에서는 같은 약물도 그것을 전체로 삼아 사람에 따라 그 증상이 양

인지 음인지에 따라서 작용이 서로 다르게 나타난다고 생각해
왔다.

즉 인간의 몸은 개인마다 다 다르다는 것이다. 술을 예로
들면 유럽 사람들은 아주 강한 체질이기 때문에 숙취라는 것을
잘 이해하지 못하는 사람이 있기도 하다.

그런데 세계에서 제일 술에 약한 체질인 일본 사람은 냄새
만으로 얼굴이 빨개지는 사람이 있는가 하면 한 되(약 1.8리터)
의 술을 마셔도 아무렇지 않다는 사람도 있다. 이러한 차이는
약품에서도 적용되어야 하는데 평균적인 수치로 무조건 적용시
키려고 하는 것은 서양의학의 영향이 아닌가 한다.

모린다 시트리폴리아 성분의 하나 하나에 어떠한 작용이
있다고 해도 종합적으로 모린다 시트리폴리아가 주는 효능은
단독성분들의 합과 동일하다고 할 수는 없다.

예를 들면 설탕에 식염을 조금 넣으면 단맛이 많이 난다.
그것은 설탕을 단독으로 사용한 경우와 명백하게 다르다. 그것
과 마찬가지로 단독성분의 작용과 전체적인 작용이 변하는 것
도 당연한 것이라 하겠다.

하물며 모린다 시트리폴리아처럼 50가지 이상의 성분이
상승적으로 작용하는 경우, 개개의 성분에 너무 의존하면 전체
의 효능을 잃어버리게 될 수도 있다. 물론 일단 개개의 성분의

작용을 아는 것도 필요하지만 말이다.

천연물 중에는 전체적으로는 아주 유효하지만 그 유효성분을 분리하면 그렇게 큰 효과가 없다는 것이 꽤 있다. 모린다 시트리폴리아의 경우도 그 대부분의 성분이 오케스트라처럼 종합적으로 작용하여 뛰어난 상승효과를 발휘하고 있다고 생각할 수 있다.

모린다 시트리폴리아의 연구에서 세계적 권위자로 알려진 랄프 하이네스키 박사는 "모린다 시트리폴리아는 세포의 이상기능을 정상으로 만드는 것을 돕는 효능이 있다"고 언급하고 있다.

그 이유로서 모린다 시트리폴리아는 인체에 필요불가결한 화합물인 프로제로닌을 공급하고 세포는 그것을 받아 알카로이드(식물염기)라고 하는 젤로닌을 생합성한다. 젤로닌은 세포의 정상화를 도와 주기 때문에 거의 대부분의 사람의 기분을 좋게 하는 구조라고 한다. 그러한 모린다 시트리폴리아의 작용을 이해하기 위해서는 우리들의 몸이 어떻게 젤로닌을 생합성하는가를 잘 알아야 한다.

1950년대, 파인애플연구소에 근무하고 있었던 하이네키 박사는 세계에서 최초로 결정질의 신성분을 분리하고 이 신성분이야말로 알카로이드의 젤로닌을 생합성하는 데 빠뜨릴 수 없는 성분이라는 것을 밝혔다. 그것이 젤로닌의 전구물질 프로 젤로닌이었다.

다만 이 물질이 젤로닌의 합성에 빠뜨릴 수 없는 성분이라는 것을 알아낸 것은 그 후 몇 년이 지났을 때였다. 동시에 하이네키 박사는 토양 속에 포함되는 미량영양이 결핍되면 파인애플 속의 이 물질의 함유량이 해가 지남에 따라 감소하고 있는 것을 알고 있었다.

하이네키 박사는 제로닌이 세포내에서 아주 중요한 기능을 이루고 있다고 믿고 있었기 때문에 연구를 위해 제로닌을 많이 함유하는 식물을 찾고 있는 사이에 모린다 시트리폴리아에 아주 많은 제로닌이나 그 관련물질이 함유되어 있다는 것을 발견한 것이다.

파인애플 속에 함유되는 신성분을 발견하고 분리하는 데 성공한 하이네키 박사는 이미 특허를 취득하고 있었다. 이것은 파인애플의 단백질 분해효소로 잘 알려지고 있는 브로메라인의 생산으로 이어졌는데, 이 브로메라인이라는 효소에 특별한 약효가 있다는 보고가 박사에게 알려졌다.

그때부터 박사가 브로메라인의 미지의 성질을 발견하려고 연구를 계속한 결과 그 약효는 그 속에 함유되는 프로제로닌이라는 식물영양소의 효능에 의한 것이라는 것을 알아낸 것이다.

프로제로닌은 몸속에서 제로닌으로 변하는데 이 성분을 포함하는 파인애플의 함유율이 점점 낮아지는 가운데 모린다 시트리폴리아에는 이 성분이 더 많이 함유되고 있다는 것을 알게 됐다. 이 사실을 알아내기까지는 박사의 꾸준한 연구 노력이 있었음은 물론이다.

모린다 시트리폴리아에 이어서 함유율이 높은 것이 처음에 수확한 익은 파인애플이지만 그것과 비교해도 모린다 시트리폴리아에는 그 800배 이상의 프로제로닌이 함유되어 있다.

이러한 하이네키 박사의 연구결과는 1980년대에 들어와 학회에서도 인정되고 모린다 시트리폴리아에는 제로닌계의 중심적인 유효성분이 가장 풍부하게 함유되어 있다는 것이 알려지게 된 것이다.

맛있고 쉽게 마실 수 있는
주스의 개발

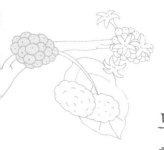

모린다 시트리폴리아의 과실이 여러 가지 약
효성분을 포함하고 있고 많은 환자의 질병을 개선
하거나 건강효과를 높이는 효능이 있기 때문에 '이
것을 맛있는 주스로 이용할 수 없을까' 하고 깊이
연구하려는 사람이 나타났다.

태평양의 섬 정글 깊숙이 자라는 모린다 시트
리폴리아의 나무들, 거기에 열매를 맺는 과실의 껍
질에는 불규칙한 반점 모양이 있어서 다소 징그럽
다는 느낌이 들지만, 미국에서 이 과실이 건강에
좋다는 소문이 나면서 1950년대에 학문적인 연구
가 시작되었다.

1970년대에는 독일 르하 대학의 연구실과 미

국의 랄프 하이네키 박사가 학회에 의료적 효과를 발표했다.

하이네키 박사는 인간의 세포기능을 올바르게 작용시키는 물질로서 제로닌의 존재를 가정하고 이 물질은 제로닌의 전구적 물질인 프로제로닌이 인체의 대장에서 프로제로네이스라는 효소와 합쳐서 생겨나는 것이고 모린다 시트리폴리아의 과실에는 이 두 물질이 다량으로 함유되어 있다는 것을 알아냈다.

이들 성분은 허브와 비슷한 효과를 나타내는데, 상술했듯이 항균작용이 있기 때문에 피부병이나 화농을 막거나 또 염증을 진정시키는 효과도 있고 항암작용도 기대할 수 있다고 한다.

또한 미국의 식물학자 아봇 박사는 "모린다 시트리폴리아는 당뇨병에 유효"하다고 하였으며, FDA의 연구원 벳츠 박사는 진통효과를 발표하였고, 1990년대 들어 항암 성분도 발견되었다.

일본의 게이오 대학 교수인 우메자와 카즈오 박사도 모린다 시트리폴리아의 효용을 이야기하는 사람 중의 하나이다.

여기서 이미 밝혀진 제로닌의 건강 효과에 대해 정리하기로 한다.

저혈압, 고혈압, 생리통, 관절염, 위궤양, 염좌, 상처 자리, 의기소침, 노화, 소화불량, 동맥경화, 약물의존증, 여러 가지 통증, 화상, 박테리아 감염,

이러한 연구에 뒷받침된 모린다 시트리폴리아가 현재 주스로서 우리들이 일상적으로 이용하기 쉬운 상태가 되었다.

냄새가 독특한 있는 모린다 시트리폴리아가 주스로 나옴으로써 2000년 전부터 고대 폴리네시아의 사람들이 이어받은 건강의 지혜와 힘을 세계의 사람들이 널리 이용할 수 있게 되었다는 것은 정말로 반가운 일이다.

호전반응

모린다 시트리폴리아 주스는 호전반응이 적고
또 그 증상도 가볍다는 것이 특징이다.

　일반적으로 과민 체질인 사람이나 화학약품을
많이 섭취한 사람, 체내 노폐물이 많이 쌓인 사람,
건강 상태가 안 좋은 사람에는 호전반응이 나타나
기 쉽다.

　모린다 시트리폴리아의 주스에는 닐 솔로몬
의학박사의 발표에 의하면 부작용을 일으키는 사
람이 아주 적어 5% 이하의 사람에 가벼운 습진이
나 트림이 나올 정도라고 한다.

　호전반응이라는 증상은 몸이 좋아지는 생체의
징조로서 개인차는 있지만 건강해지는 과정이라고

이해되고 있다. 반응이 나타나는 기간은 3~10일이 일반적이고 이것이 끝나면 상쾌해지고 정신적으로도 편해진다.

구체적으로는 다음과 같은 상태를 볼 수 있는데 개인차도 있다.

설사, 기침이나 담이 나온다.

배에 가스가 차는 느낌을 받는다.

이나 잇몸이 아프다.

졸음이나 나른함을 느낀다.

생리통이 심해진다.

습진이나 가려움증이 생긴다.

감정의 기복이 심해진다.

대응법으로서 다음과 같은 방법이 있다.

① 하루에 적어도 여덟 잔의 미네랄워터를 마신다. 독소를 내보내고 대사를 빨리하게 하기 위해서이다.

② 주스를 그대로 마시는 것이 아니라 차(주스 30cc + 뜨거운 물 150cc)로 만들어 녹차와 같이 마신다. 식사 전이 바람직하다. 경우에 따라서는 주스의 양을 60cc로 늘린다.

호전반응에는 개인차가 있다.

예를 들면 녹슨 수도의 꼭지를 돌리면 처음에는 불그스름한 물이 나오지만 점점 깨끗한 물로 변한다. 마찬가지로 호전반응에 대해서도 걱정하는 것보다는 좋아지는 징조라고 생각하는 것이 좋다.

일상적인 건강관리를
위한 사용법

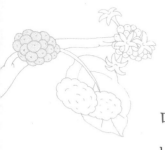

마지막으로 지금까지 보고된 의학적 정보나 이미 사용되고 있는 경험을 기초로 모린다 시트리폴리아 주스의 올바른 이용방법을 정리하기로 한다.

1 마시는 방법에는 여러 가지가 있다

1) 어디에 효과가 있는가
건강상태를 좋게 한다.
면역력을 높인다.
비타민제나 식물의 영양흡수를 돕는다.

2) 빠른 효능을 위해서는

폐 속에 있는 공기의 양을 확인하듯이 심호흡하고 주위를 살펴보고 인지한다. 그때 가까이와 멀리의 두 점을 결정하고 주스를 마신 후의 변화를 본다.

30~60cc 정도의 컵에 주스를 넣고 1/3~1/2 정도를 입 속에 넣어 10~20초의 간격으로 마신다. 그때 눈을 감고 자기의 현재의 상태를 이해한다. 나머지도 똑같이 마신다. 감각이나 시야, 체온, 혈액의 흐름 등의 차이를 느껴 본다.

3) 건강을 유지시키려면

하루 30cc(15cc×두 번)나 그 이상을 공복에 마신다.

4) 건강할 때 마신다

해독, 기생충 감염 방지를 위해.

몸 상태를 건강하게 되돌리고 싶을 때.

근육을 늘리고 싶을 때.

5) 휴식 셀라피

주스를 계속 마시고 있으면 셀라피효과가 있다. 또 치유능력을 높이거나 몸에 자극을 주게 된다.

6) 조금씩 마신다

갑자기 통증이 있거나 만성적인 질환이 있을 때.

7) 단숨에 마신다

힘을 얻고 싶을 때나 통증이 있을 때, 잠에서 깼을 때 등에 적당하다.

② 상황에 따라 마시는 방법, 사용법을 바꾼다

1) 구강내 소독

주스를 구강내에 잠시 동안 두면 두부와 뇌에서 독을 빼낼 수 있다.

주스를 마시는 방법은,

① 30~60초 동안 구강내에서 돌린다.

② 주스를 뱉어 낸다.

③ 물로 입을 씻는다. 이상의 단계를 반복한다.

2) 급성질환

주스를 마시는 방법은,

① 60cc의 주스를 몇 분에 걸쳐서 마신다.

② 몇 시간 후 30~60cc를 마신다. 이상을 반복한다.

적용 증상 기관지염, 목 통증, 치통, 감기, 귀 통증 등

3) 만성질환

마시는 방법은,

① 처음 사흘 동안 180cc를 공복시에 매일 마신다.

② 그 후 90cc로 줄여서 증상이 좋아져도 잠시 동안은 하루에 90cc를 계속 마신다.

적용 증상 노화, 천식, 알레르기, 기관지염, 관절염 등

4) 중병인

마시는 방법은,

① 하루에 150~180cc 마신다.

② 상태에 맞추어서 양을 줄인다.

적용 증상 중독 증상, 암, 운동선수의 부상, 면역장애, 수유 아기의 병(아기에게는 모유를 통해서 주스의 성분이 공급된다)

5) 지병환자

마시는 밥법은,

① 3일 동안은 매시간 30cc를 마신다. 그러면 하루에 480~600cc 정도 될 것이다.

② 그 후 5일간은 매 두 시간 30cc로 줄인다.

③ 매 세 시간 30cc를 6~8개월 동안 계속한다.

적용 증상 심한 화상, 장기의 질병이 전혀 좋아지지 않는 경우 등

6) 외상, 정신적 상해

마시는 방법은,

① 90~120cc를 컵에 넣어서 단숨에 마신다.

② 주스로 찜질한다.

③ 8~12시간마다 한다.

적용 증상 골절 등의 통증, 커피 · 니코틴 · 술 · 마약 등의 금단증상 등

7) 금식 1

마시는 밥법은,

① 처음의 일주일 동안은 240~300cc 이상의 주스와 물을

섞어 하루에 마신다.

② 물을 다량 마신다.

③ 8일째에 가벼운 식사를 한다.

④ 9일째에 180~200cc에 줄인다.

⑤ 10일째에 180cc로 한다.

⑥ 11일째에 60~120cc로 하고 서서히 줄인다.

⑦ 물을 1~1.5리터 마신다.

⑧ 12일째에 30cc의 주스와 물 2리터를 마신다.

8) 금식 2

마시는 방법은,

① 금식 중의 모든 수분을 모린다 시트리폴리아수로 바꾼다.

② 하루에 6잔 이상의 모린다 시트리폴리아수를 마신다.

9) 차로서 마신다

마시는 방법은 30cc의 주스에 150cc의 뜨거운 물을 섞어서 마신다.

적용 증상 감기기운이 있을 때, 스트레스가 쌓였을 때, 긴장을 풀고 쉬고 싶을 때 등

10) 몸 상태를 조절한다

마시는 방법은,

① 크리스마스, 생일파티 등의 이벤트가 있기 몇일 전부터 하루 세 번 마신다.

② 여행이나 수술 등의 몇 주일 전부터 하루에 3~4번 마신다.

11) 아이에게

마시게 하는 방법은,

① 다른 주스와 섞어서 준다.

② 소량의 아이스크림과 섞어서 준다.

12) 개, 고양이에게

사용법은,

① 튜브에 넣은 후에 입에 넣어 준다.

② 몸무게에 따라 양을 정한다.

13) 습포로서 이용

사용법은,

① 주스와 같은 량의 물을 습포에 담궈 환부에 붙인다.

② 환부에 따라서는 랩으로 싼다.

[적용 증상] 내장의 환부, 천식, 기관지염 등

14) 백컴플렉스

사용법은,

① 옆에 누워서 환부를 마사지한다.

② 환부에 주스의 습포를 붙인다.

[적용 증상] 갈비뼈 골절, 허리의 통증 등

15) 눈에 습포

[적용 증상] 눈의 피로, 녹내장, 가려움, 눈병, 통증

16) 얼굴의 손질

사용법은,

① 평소에 하듯이 세안한다.

② 15cc의 주스를 세면기에 넣는다.

③ 얼굴 전체를 천으로 감싼다.

④ 그 천을 주스에 적신다.

⑤ 얼굴에 덮는다.

⑥ 천을 벗기고 뜨거운 물에 적신다.

⑦ 그 천을 얼굴에 다시 덮어서 몇 분 동안 그대로 있는다.

⑧ 같은 순서로 두 번 반복한다.

⑨ 마지막에 깨끗이 닦아내고 크림을 바른다.

적용 증상 피부의 노화, 주름, 여드름, 피부 건조 등

17) 손가락의 손질

사용법은,

① 환부가 잠길 정도의 주스를 세면기에 넣는다.

② 환부를 적시고 마사지를 한다.

③ 뜨거운 물을 넣어서 몇 분 동안 환부를 적신다.

적용 증상 관절염, 신경통, 통증 등

18) 찰과상, 베인 상처에

사용법은 환부에 직접 바르거나 면이나 가제에 담그고 환부에 바른다.

적용 증상 벌레에 물림, 화상, 출혈 등

19) 무릎 아래를 뜨거운 물에 담근다

사용법은,

① 두 개의 비닐 봉지에 다리를 한 쪽씩 넣어서 30cc의 주

스를 넣는다.

② 잠시 동안 담근 후 물로 잘 씻는다.

③ 마사지를 하고 다리를 비닐 봉지에 다시 넣어 뜨거운 물을 더한다.

④ 뜨거운 물이 식을 때까지 다리를 담근다.

⑤ 잘 닦은 후에는 보습제를 바른다.

적용 증상 관절염, 무좀, 통증, 사마귀 등

20) 손의 손질

사용법은

① 천을 주스에 적신다.

② 환부를 그 천으로 감아서 비닐 봉지로 싼다.

③ 몇 시간에서 하룻밤 그대로 둔다.

적용 증상 관절염, 염좌 등

21) 두통에

사용법은,

① 천에 주스를 적셔 이마에 바른다.

② 마르면 천을 주스에 적셔 또 바른다. 계속 반복한다.

22) 양치질

적용 증상 목의 통증, 감기 등

23) 구강소독

사용법은,

① 주스를 입 속에 넣는다.

② 이와 잇몸, 구강내 전체에 풀리게 한다.

③ 몇 분 후에 맛의 변화를 느끼면 뱉어 낸다.

적용 증상 악취, 치은염, 치통, 치조 농루

24) 코 막힘

사용법은 주스의 웃물을 코에 몇 방울 떨어뜨린다.

적용 증상 알레르기, 감기, 가려움

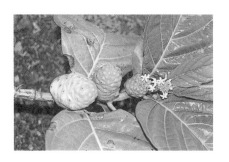

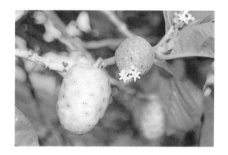